DON BOSCO
VERLAG

Waltraud Kuhn

Fit und beweglich ins Alter

Ein ganzheitliches Körpertraining

Don Bosco

Alle hier aufgeführten Übungsanleitungen wurden von der Autorin in langjähriger Praxis erprobt und sorgfältig ausgearbeitet. Sie können bei alltäglichen Beschwerdebildern Linderung verschaffen und zu körperlichem Wohlbefinden verhelfen, stellen aber keinen Ersatz für eine notwendige medizinische Betreuung dar.
Autorin und Verlag übernehmen keine Haftung für Schäden, die sich möglicherweise durch die Anwendung der hier dargestellten Vorschläge ergeben.

Die Fotos wurden in der Volkshochschule München Harras, das Titelfoto im Kloster Frauenchiemsee aufgenommen.

Die Deutsche Bibliothek – CIP-Einheitsaufnahme

Kuhn, Waltraud:
Fit und beweglich ins Alter : ein ganzheitliches Körpertraining / Waltraud Kuhn. [Fotos: Christa Pilger-Feiler] –
1. Aufl. – München : Don Bosco, 1999
ISBN 3-7698-1055-4

1. Auflage 1999 / ISBN 3-7698-1055-4

Umschlag: Michael Brandel
Fotos: Christa Pilger-Feiler
Satz und Litho: L☆O☆W, München
Druck und Weiterverarbeitung:
Druckerei Gebr. Bremberger KG, München

Gedruckt auf umweltfreundlichem Papier

Inhalt

Vorwort

Die Basis dieses Buches bilden meine langjährigen Erfahrungen in vielen Übungsstunden, die immer körperliches und seelisches Wohlbefinden zum Ziel haben. Es soll dazu beitragen, den Beschwerdebildern entgegenzuwirken, die durch Bewegungsmangel und einseitige Alltagsbelastungen entstehen. Die Begegnung mit verschiedenen Körperschulen wie Yoga, Feldenkrais, Qigong, prägen mein Körperverständnis.

Kursleiter finden in diesem Buch zahlreiche Möglichkeiten, um abwechslungsreich und gezielt Stundenbilder für alle Altersgruppen erstellen zu können. Aufwärmübungen bereiten zu Beginn auf die folgende Belastung vor und versetzen den Organismus mit Muskulatur, Kreislauf-, Atmungs- und Nervensystem in einen optimalen Zustand. Sie erzeugen eine gute Stimmung und lenken die Aufmerksamkeit auf die folgenden Übungen. Ständig neue Übungskombinationen festigen dabei die Fertigkeiten. Im Anschluß daran empfiehlt sich das Herz-Kreislauf-Training, danach folgen schließlich Körperbildung, Stretching und Entspannungsübungen.

Auch ungeübte Laien oder entsprechendes Hilfspersonal können einzelne Übungen oder Übungsprogramme auswählen, die wohltun oder gezielt auf bestimmte Beschwerdebilder abgestimmt sind.

Alle Übungen sind gut durchführbar und jahrelang erprobt. Sollten dennoch während oder nach den Übungen Beschwerden auftreten, empfiehlt es sich, den Arzt oder Therapeuten zu befragen.

Dankbar bin ich all meinen Teilnehmerinnen und Teilnehmern, vor allem den Senioren, die mir stets Mut machten, meine Stunden anspruchsvoll und leistungsfordernd zu gestalten. Dies zeigt mir, daß in allen Altersgruppen Kraft, Ausdauer, Beweglichkeit und Koordinationsfähigkeit geschult werden können. Wichtig bei jedem Üben ist jedoch die Freude an der köperlichen Bewegung mit dem Gefühl des Wohlbefindens.

Waltraud Kuhn

Einführung

Ein gesundes Körpertraining besteht aus Ausdauer-, Kraft-, Dehnungs- und Koordinationsübungen. Um Verletzungen zu vermeiden, sollte das Training mit Aufwärmübungen begonnen werden. Kraftübungen zeigen erst durch mehrfache Wiederholungen (etwa fünfzehnmal) einen positiven Effekt. Anschließende helfen Dehnungsübungen, die durch die Kraftübungen verkürzte und evtl. verspannte Muskulatur zu strecken und zu entspannen. Dabei ist darauf zu achten, daß ein verletzter Muskel nicht gedehnt wird. Durch Schulung der Koordination werden Bewegungen harmonischer, man bewegt sich funktionsgerechter und gewandter. Die Stärkung des Koordinationssinnes wirkt sich auch positv auf die Gehirnfunktion aus.

Tägliches moderates Training verlängert unter Umständen die Lebensspanne, ganz bestimmt aber die Lebensqualität. Niemand bleibt vom Kräfteverschleiß verschont, doch jeder kann den entwicklungsbedingten Verlust an Körperkraft mindern. Ab dem 55. Lebensjahr nimmt die Muskelkraft deutlich ab. Die Knorpelschicht wird dünner, die knöchernen Elemente verändern sich, die Lungenfunktion läßt nach. Die Blutgefäße verringern ihre Elastizität und belasten dadurch zunehmend das Herz. Damit der Kreislauf unterstützt, Energie erzeugt und Kalorien verbrannt werden, benötigt der Organismus Sauerstoff. Deshalb ist es notwendig, in gut gelüfteten Räumen zu trainieren.

Oberstes Ziel sollte sein, die motorische Aktivität zu erhalten - sie läßt sich durch kein Medikament ersetzen. Wer sich nicht mehr bewegen kann, ist schneller sozial isoliert. Um gesund zu bleiben, sollte jeder Mensch seinem Körper Belastungen zumuten. Krankheiten können Einschränkungen erforderlich machen, dies ist immer mit einem Arzt oder Therapeuten abzuklären. Regelmäßiges Training führt zu einem spürbaren Erfolg, weil dadurch die Ausdauer verbessert wird und man sich nicht mehr so schnell überfordert. Das individuelle Leistungspotential wird ausgeschöpft, wenn man etwas außer Atem kommt, sich aber noch unterhalten kann und sich „wohl fühlt“. Der Leistungsgedanke sollte nie im Vordergrund stehen, sondern immer der „Spaß an der Bewegung“.

Eine straffe Muskulatur stabilisiert das Stütz- und Bindegewebe; je trainierter die Muskeln, desto belastbarer die Gelenke und desto geringer der Druck auf Band- und Knorpelscheiben. Bewegung verbessert auch die Versorgung mit Nährstoffen aus dem Blut, stärkt dadurch Knochen-, Knorpel-, Stütz- und Bindegewebe, stimuliert die körpereigenen Abwehr- und Widerstandskräfte, harmonisiert das vegetative Nervensystem und unterstützt zahlreiche Körperfunktionen. Die Erfahrung der eigenen körperlichen Leistungsfähigkeit steigert das Selbstvertrauen und Selbstwertgefühl - man fühlt sich körperlich und psychisch wohler. Nutzen Sie im Alltag jede Gelegenheit, um zwanglos ein wenig zu trainieren: gehen Sie zu Fuß, benutzen Sie Treppen, lassen Sie Bewegung zu einem selbstverständlichen Bestandteil Ihres Lebens werden.

Grundhaltungen

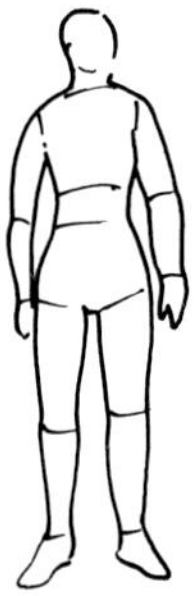
Tiefhalte

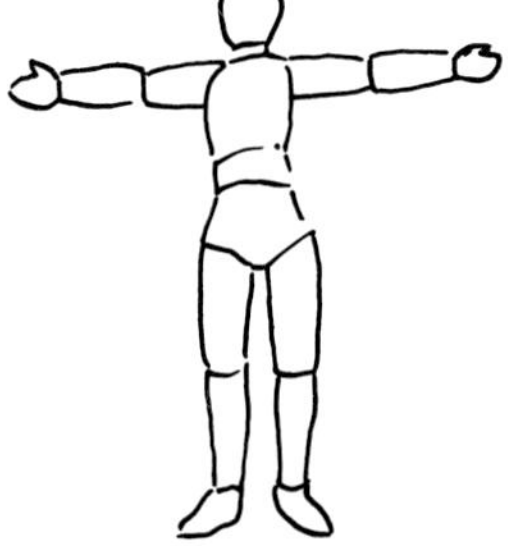
Seithalte

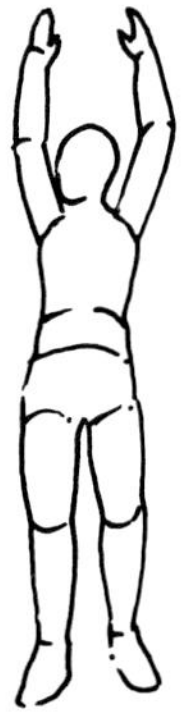
Hochhalte

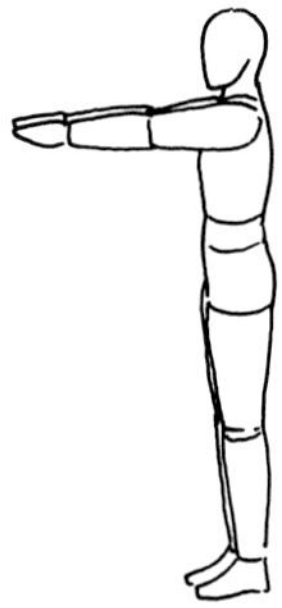
Vorhalte

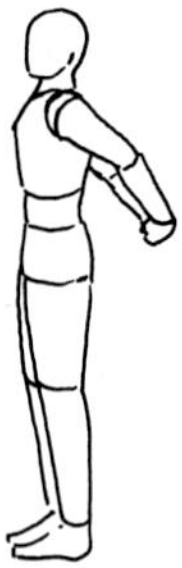
Rückhalte

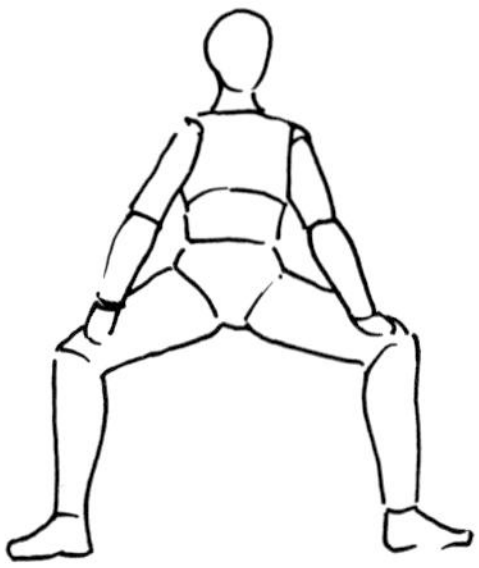
Pliéstellung

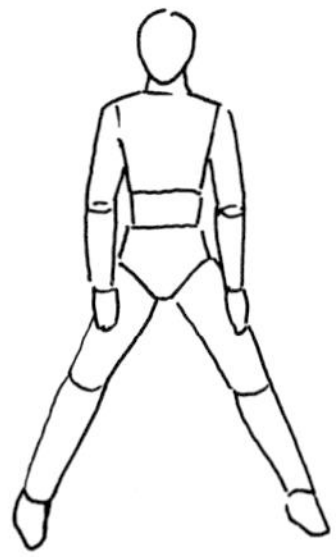
Grätschstand

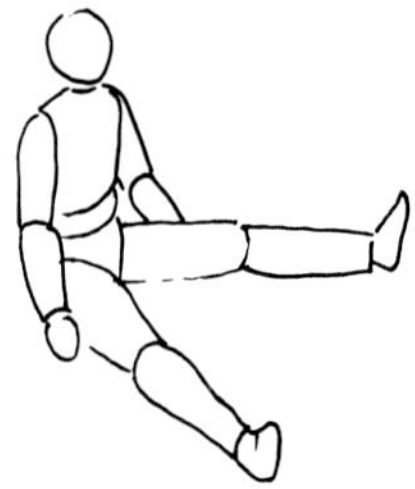
Grätschsitz

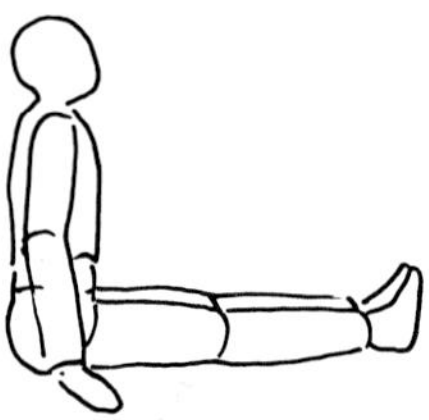
Langsitz

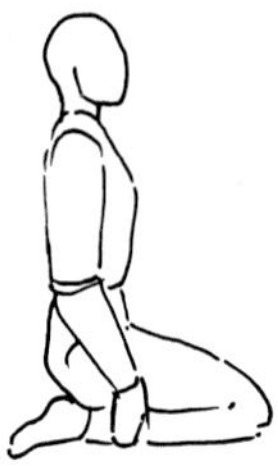
Fersensitz

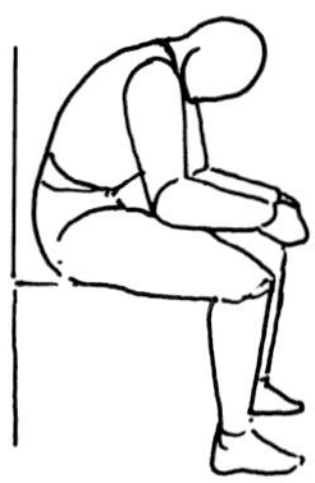
Kutschersitzhaltung

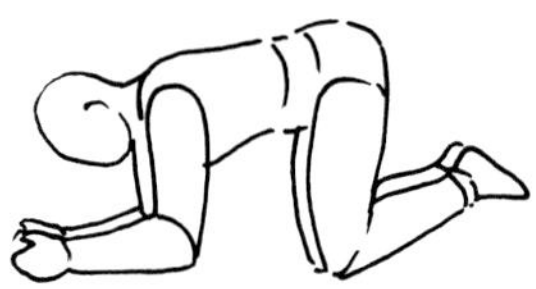
Kniebank

Beweglichkeitsübungen zum Aufwärmen

Bei diesen Übungen im Stehen achten Sie darauf, daß das Becken bei aufgerichteter Wirbelsäule stabil bleibt. Ziehen Sie dazu das Steißbein etwas nach innen; dabei spannt sich die Pomuskulatur an, das Becken richtet sich auf, das Schambein kommt etwas vor und gleichzeitig spannt sich die Bauchmuskulatur etwas nach innen.

Richten Sie dann Ihre Aufmerksamkeit auf Ihre Beinstellung: Die Beine stehen schulterbreit. Wenn dabei die Fersen sanft nach außen zeigen, weitet sich die untere Rückenpartie. Die Knie werden nie durchgestreckt, dies wäre eine unnötige Spannung auf die Kniescheiben, sondern immer locker gelassen. Jetzt sollten die Kniegelenke exakt über den Füßen stehen. Ist dies nicht der Fall – etwa bei X-Beinen –, denken Sie sich eine muskuläre Spiralbewegung, die von den Innenschenkeln über die Knie zur Außenseite der Waden in Richtung Fußgelenke läuft und die Knie nach außen zieht. Jetzt sollten Sie das Gefühl haben, gleichmäßig auf den Fußsohlen zu stehen. In dieser Ausgangsstellung stehen die Gelenke exakt übereinander und sind dadurch nicht belastet; die Wirbelsäule kann sich in ihrer S-Form natürlich aufrichten, der Kopfscheitel weist nach oben.

1. Nackenbereich

Übungen mit der Halswirbelsäule sollen immer langsam, behutsam und bewußt ausgeführt werden, da hier wichtige Gefäße in den Hinterkopf hochführen. Wenn man sich vorstellt, ein Buch nach oben zu stemmen, wird der Nacken lang gezogen, und das Kinn geht ein wenig nach innen. Den höchsten Kopfpunkt, den Scheitel- oder Kronenpunkt, denke man sich in Verlängerung der Ohren. Gleichzeitig wird beim Üben – ob im Stehen oder Sitzen – die Wirbelsäule aufrecht gehalten.

Kopfdrehen

Drehen Sie den Kopf weit nach rechts und links zurück, wobei Sie das Kinn auf einer Linie bewegen. Schauen Sie dabei mit den Augen weit um die Ecke und aktivieren Sie dadurch die Augenmuskeln und das Sehzentrum.
Gehen Sie mit der Einatmung in die Bewegung, und ausatmend zurück.

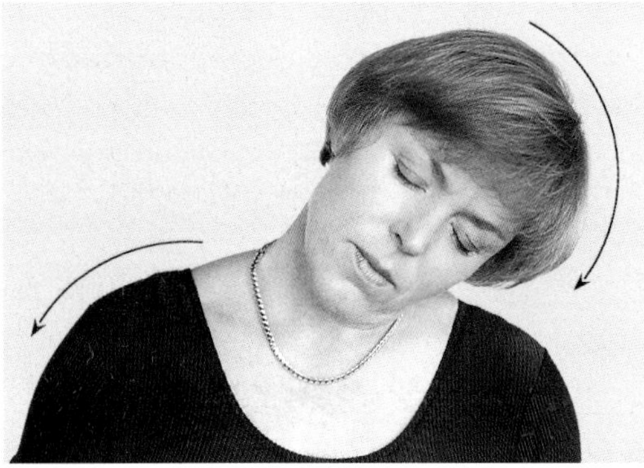

1

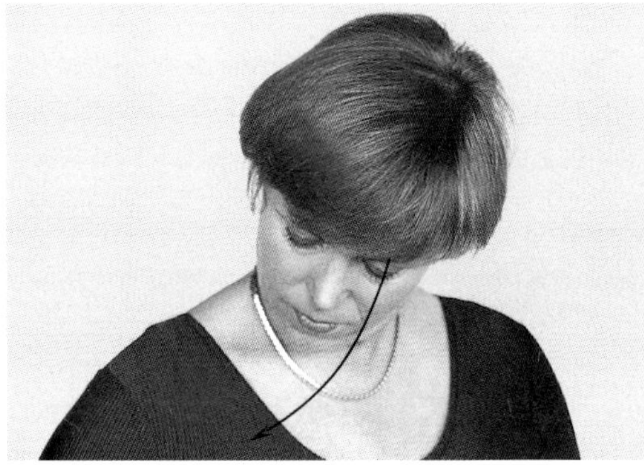

2

Halsseiten-Dehnung

Ziehen Sie Ihr rechtes Ohr zur rechten Schulter, die unten bleibt. Gleichzeitig ziehen Sie Ihr linkes Ohr Richtung Decke und die freie linke Schulter nach unten. Spüren Sie der seitlichen Halsdehnung nach. Halten Sie einige Sekunden und wechseln Sie dann die Seite. Atmen Sie ruhig. **(1)**

- *Variante:* Führen Sie die Übung wie oben aus und ziehen Sie dabei Ihren linken Arm mit der Handwurzel nach unten, während gleichzeitig die Finger Richtung Decke ziehen.
- *Variante:* Führen Sie die Übung wie oben aus. Strecken Sie Ihren linken Arm etwas vom Körper weg und bewegen Sie ihnlangsam vor und zurück.
  Spüren Sie jeweils den unterschiedlichen Halsdehnungen nach.

Arbeiten Sie auch mit der Gegenseite. Achten Sie immer auf gleichmäßige, ruhige Atmung.

Schräge Nackendehnung

Ziehen Sie Ihr Kinn schräg zum linken Schlüsselbein, dann ziehen Sie Ihre Stirn sanft in Richtung der linken Achselhöhle. Halten sie einige Sekunden und spüren Sie der Nackendehnung nach.
Wiederholen Sie die Übung mit der Gegenseite. **(2)**

Verstärkte Nackendehnung

Versuchen Sie, beim Ausatmen mit der Stirn über die linke Schulter Richtung Steißbein zu schauen. Dabei hebt sich das Brustbein, und die Lungenspitzen werden durchblutet. Kommen Sie einatmend zur Ausgangsstellung zurück und üben Sie über die rechte Schulter. Halten Sie einige Sekunden inne und spüren Sie den Halsdehnungen nach.

Kopfrollen wie ein Eisbär

Dehnen Sie den Nacken mit dem Kopfscheitel ganz weit nach oben und ziehen Sie dann den Kopfscheitel nach vorne, ohne das Kinn auf das Schlüsselbein zu drücken. Schwingen Sie anschließend den Kopf von rechts nach links und drehen Sie dabei das Kinn in Richtung Decke. Spüren Sie den Halsdehnungen nach.

Nackenlockerung

Legen Sie Ihr rechtes Ohr auf die rechte Schulter und bewegen Sie dann den Kopf im Halbkreis vor zur linken Schulter. Nutzen Sie dabei die Schwere des Kopfes, um die Nackenmuskulatur zu dehnen und zu lockern. Achten Sie darauf, daß am Ende der Bewegung das Ohr auf der Schulter liegt und gehen Sie mit der Ausatmung in die Übung. **(3)**

2. Schulter-Arm-Bereich

Schultermobile

Tiefhalte: Ziehen Sie die Schultern im Wechsel bewußt nach oben und unten; wenn sich eine Schulter hochbewegt, zieht die andere nach unten. **(4)**

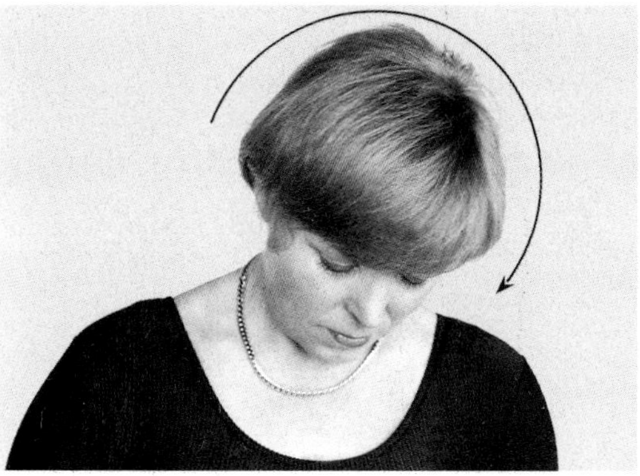

3

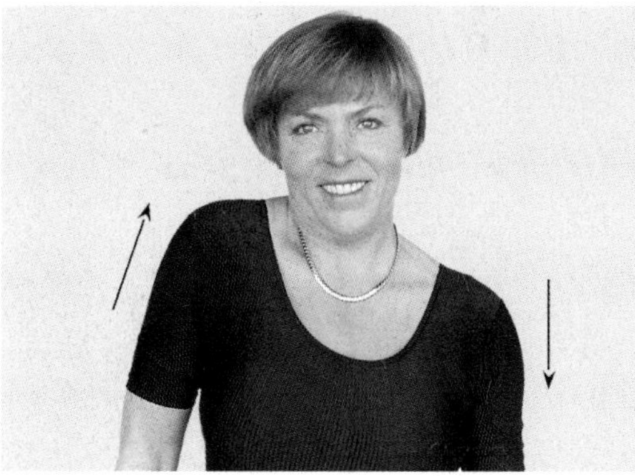

4

Schulterzug

Tiefhalte: Schieben Sie beide Schultern mit der Ausatmung vor, mit der Einatmung zurück. Beim Vorgehen sinkt das Brustbein nach innen, beim Rückgehen hebt es sich.

- *Variante:* Rollen Sie jetzt gleichzeitig beim Vor- und Rückgehen die Schultern so, daß die kleinen Finger immer nach vorne zeigen. Runden Sie beim Vorrollen bewußt den oberen Rücken, beim Zurückgehen öffnen Sie bewußt den oberen Brustbereich. **(5)**

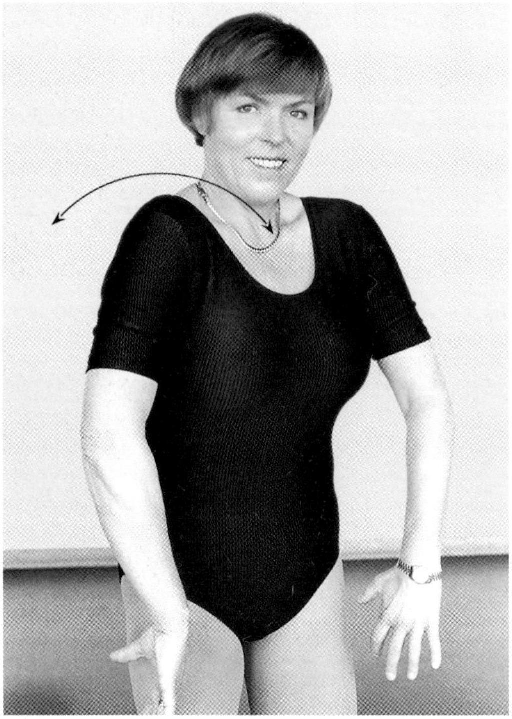

5

Schulterkreisen

Tiefhalte: Kreisen Sie beide Schultern ganz bewußt in alle vier Richtungen, vor – hoch – zurück – tief. Spüren Sie jeweils den Dehnungen der Gegenmuskeln nach. Gehen Sie jeweils mit der Ausatmung in die Übung. Achten Sie darauf, daß die Schulterblätter beim Zurückgehen bewußt schräg nach unten an die Wirbelsäule gezogen werden. Ändern Sie die Kreisrichtung.

- Kreisen Sie die rechte Schulter mehrmals nach hinten, dann die linke, kreisen Sie die Schultern nacheinander und spüren Sie dabei der Flankendehnung nach.
- Nehmen Sie jetzt die Ellenbogen im Wechsel im großen Kreis nach oben hinten mit und dehnen Sie dabei immer mehr Ihre Körperseiten.
- Kreisen Sie die Arme im Wechsel gestreckt nach hinten, als ob Sie kraulend ins Wasser greifen wollten.

Verstärktes Schulterkreisen

Legen Sie Ihre Daumen auf die Schultern und zeichnen Sie mit den Ellenbogen große Kreise. Ziehen Sie Ihre Ellenbogen und Ihre Schultern einatmend ganz bewußt nach oben und austamend nach hinten unten. Bewegen Sie dann Ihre Ellenbogen nacheinander und kosten Sie die ganze Schulterbeweglichkeit aus. **(6)**

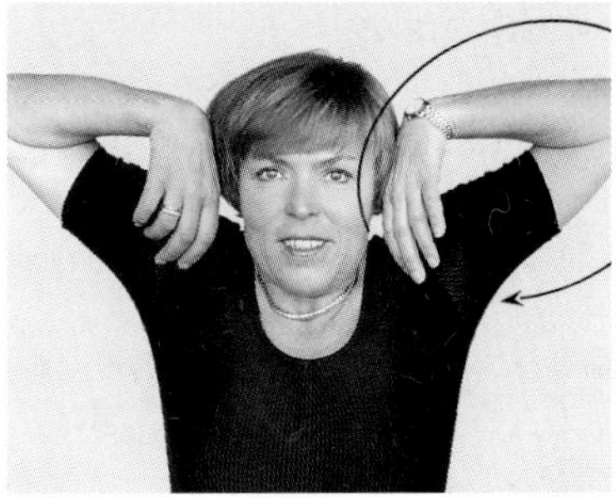

6

Armkräftigung und Schulterdehnung

Legen Sie Ihre Daumen auf die Schultern und ziehen Sie die Ellenbogen mit großer Spannung in den Armen ausatmend vor der Brust zusammen. Mit der Einatmung ziehen Sie Ihre Ellenbogen weit nach hinten und öffnen Sie dabei den Brustkorb – mehrmals. **(7)**

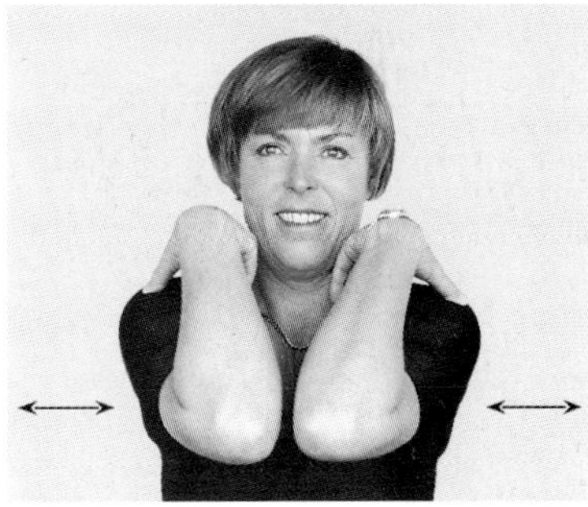

7

Schulter-Arm-Kräftigung und Dehnung

Schließen Sie vor der Brust die Unterarme mit den Ellenbogen (die Hände sind geschlossen wie zum Gebet und zeigen nach oben). Nun bewegen Sie die Arme auf und ab, aber nur so hoch, wie die Ellenbogen geschlossen sein können. Sie kräftigen dabei den vorderen Schulter-Arm-Bereich und dehnen den hinteren Schulterbereich. Wechseln Sie die Tempi, mal langsam auf und ab, mal oben bleiben und kurz und klein in der Bewegungsausführung. **(8)**

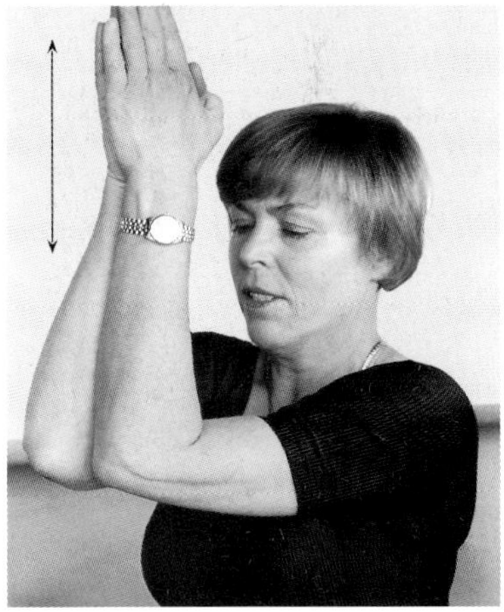

8

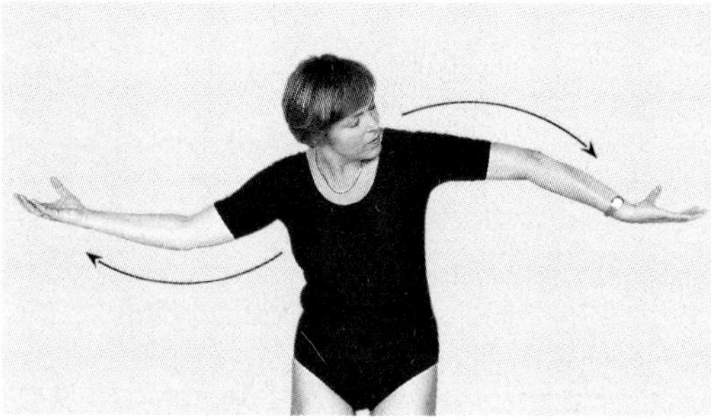

9

Schulterrollen

Seithalte: Rollen Sie Ihre Arme im Schultergelenk vor und zurück; stellen Sie sich vor, Ihre Hände drehen einen Schalter auf und zu. Drehen Sie bewußt die Schulterkugel in der Pfanne. Dabei regen Sie die Gelenkschmiere an. Achten Sie darauf, daß die Schultern unten bleiben.

- Rollen Sie die Arme gegengleich, einen Arm vor, den anderen zurück. **(9)**

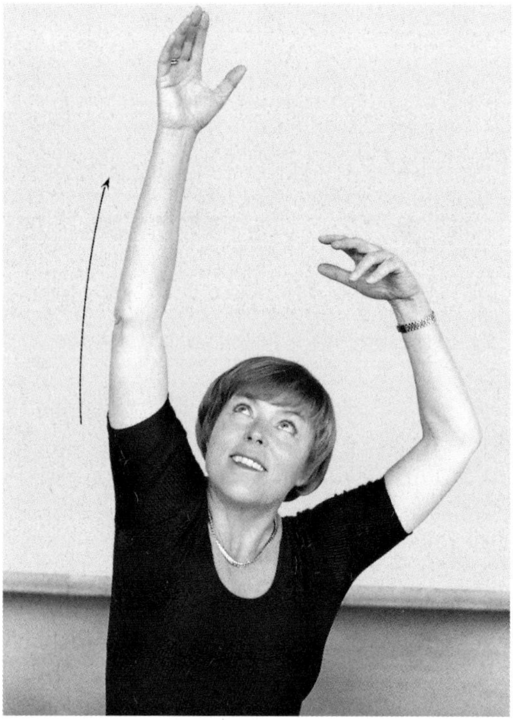

10

Liegende Acht

Rollen Sie beide Arme ausatmend vor und kreuzen Sie die Unterarme vor der Brust, dabei dehnt sich der obere Rücken. Öffnen Sie rückrollend die Arme nach außen und heben Sie Ihr Brustbein. Die Arme zeichnen dabei eine liegende Acht und die kleinen Finger zeigen immer nach vorne.

Strecken und den Brustkorb dehnen

Hochhalte: Ziehen Sie im Wechsel den rechten und linken Arm weit in Richtung Decke, nehmen Sie dabei die Körperseiten mit. Stellen Sie sich vor, Sie ergreifen etwas hoch oben. **(10)**

Armdehnung und den Brustkorb öffnen

Hochhalte: Falten Sie Ihre Hände über dem Kopf und drehen Sie dann die Handflächen in Richtung Decke. Ziehen Sie nun die Arme nach oben und wippen Sie sanft nach hinten. Achten Sie darauf, daß Sie nicht mit dem Rücken nach hinten ausweichen. Die Bewegung sollte nur von den Schultern ausgehen; das Becken bleibt stabil, der Rücken aufrecht. **(11)**

- *Variante:* Wippen Sie sanft die Arme nach schräg rechts, schräg links hinten.
- *Variante:* Ziehen Sie die Arme mit gefalteten Händen nach oben und kreisen Sie sie in der Luft in beide Richtungen.

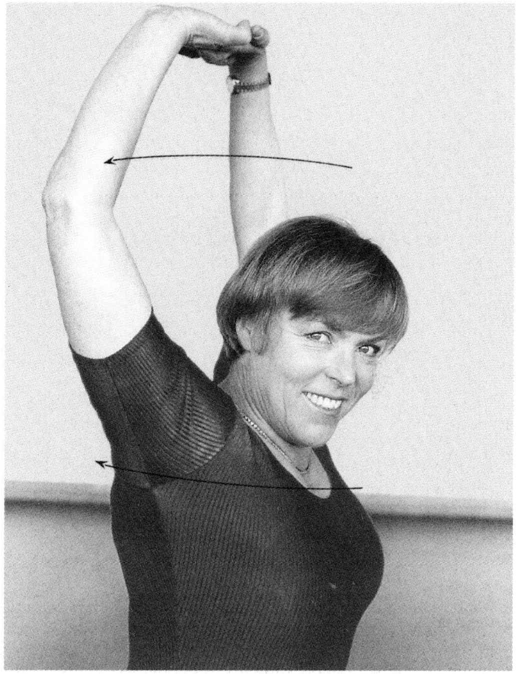

11

Schulter-Rücken-Dehnung

Vorhalte: Falten Sie die Hände mit den Handflächen nach vorne. Ziehen Sie jetzt Ihre Arme bewußt nach vorne gegen einen gedachten Widerstand, dann wieder lösen. Achten Sie darauf, daß die Schultern unten bleiben. Spüren Sie der Dehnung im oberen Rücken nach. **(12)**

- *Variante:* Ziehen Sie erst den rechten, dann den linken Arm einzeln nach vorne.

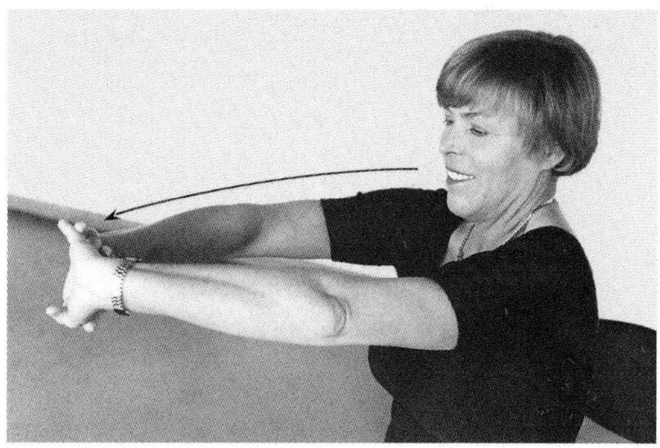

12

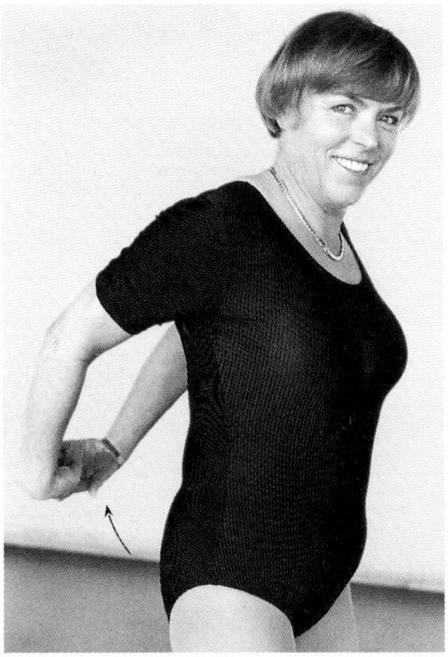

13

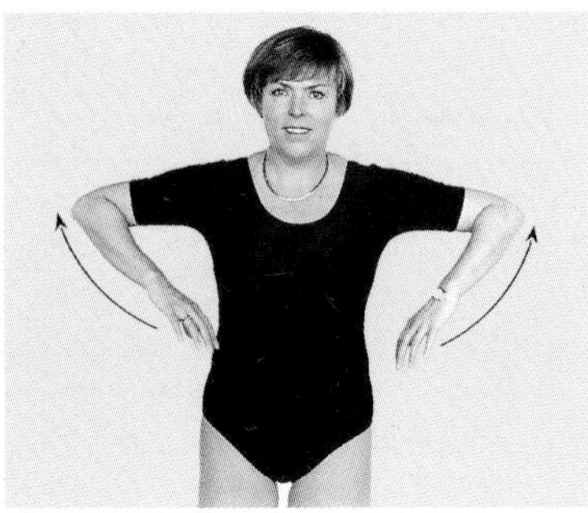

14

Schulterdehnung und -kräftigung

Rückhalte: Fassen Sie Ihre Hände hinter dem Rücken, die Handflächen zeigen nach oben.
Strecken Sie die Arme, so gut es geht, und wippen Sie sanft die Arme vom Rücken weg. Achten Sie darauf, daß die Schultern unten bleiben, der Rücken aufrecht ist und das Brustbein gehoben wird. Spüren Sie der Dehnung im vorderen und der Kräftigung im Schulterbereich nach. **(13)**

- *Variante:* Wenn es Ihnen nicht schwindelig wird, lassen Sie den Oberkörper nach unten hängen und beugen Ihre Beine so weit, daß der Bauch auf den Oberschenkeln liegt. Lassen Sie auch den Kopf entspannt hängen und wippen nun die Arme wie vorhin vom Rücken weg. Beim Hochkommen ziehen Sie den Bauch ein, kippen damit das Becken vor und kommen mit rundem Rücken wieder hoch. (Bei Bandscheibenschäden beim Hochkommen immer auf einen gestreckten Rücken achten.)

Luftschaufeln

Seithalte: Drehen Sie die Arme in den Schultern so vor, bis die Handflächen nach oben schauen. Der Daumen zeigt in Richtung kleiner Finger. Lassen Sie jetzt Ihre Unterarme locker hängen und pendeln Sie aus dem Ellenbogen mit der Vorstellung, daß Sie Luft mit den Handflächen nach oben schaufeln. Lassen Sie dabei bewußt Ihre Schultern unten. **(14)**
Diese Übung wirkt kräftigend für die hintere Schulter-Armuskulatur und lockernd für die Ellenbogen- und Handgelenke. Sie hilft auch beim Tennisarm.

Lockerung der Handgelenke

Legen Sie in Brusthöhe die Handwurzel eng aneinander und versuchen Sie die Hände umeinander zu kreisen. Die Handwurzeln sollten sich in allen Richtungen berühren. Diese Übung hilft auch bei arthritischen Beschwerden. **(15)**

- *Variante:* Tip für den Alltag: Wenn Sie diese Drehung am Bauch in Taillenhöhe ausüben, massieren Sie gleichzeitig Milz, Bauchspeicheldrüse und Leber.

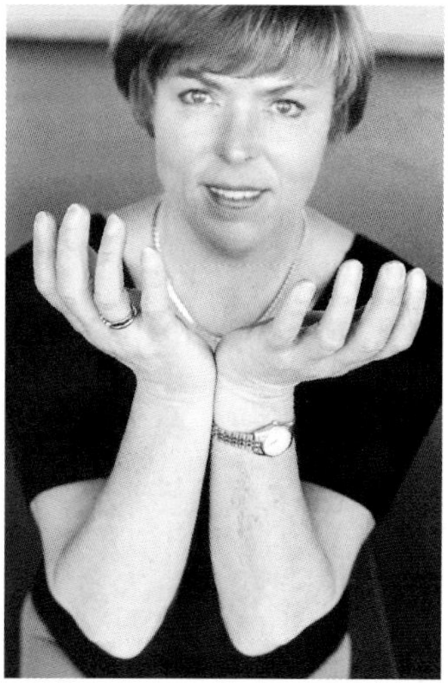

15

3. Rumpfmuskulatur

Rumpfdrehung

Fassen Sie Ihre Unterarme vor der Brust, achten Sie auf ein stabiles Becken, leicht gebeugte Knie, und lassen Sie die Schultern unten. Drehen Sie nun Ihre Rumpfmuskulatur um die Wirbelsäule herum und schwingen Sie Ihre Arme nach rechts und links hinten, soweit es geht. Versuchen Sie, jeweils mit der Hüfte gegenzusteuern; wenn sie nach links schwingen, schiebt die linke Hüfte vor. Gehen Sie immer mit dem Ausatmen in die Übung und kommen einatmend zurück. Spüren Sie der Bewegung in der Rumpfmuskulatur nach. **(16)**

- *Variante:* Verhaken Sie die Finger ineinander, spannen Sie Ihre Arme und schwingen dann die Arme nach rechts und links hinten wie zuvor.
- *Variante:* Schwingen Sie die Arme mit den verhakten Fingern etwas nach schräg hinten oben und spüren Sie der Spiralbewegung in der Rumpfmuskulatur nach.

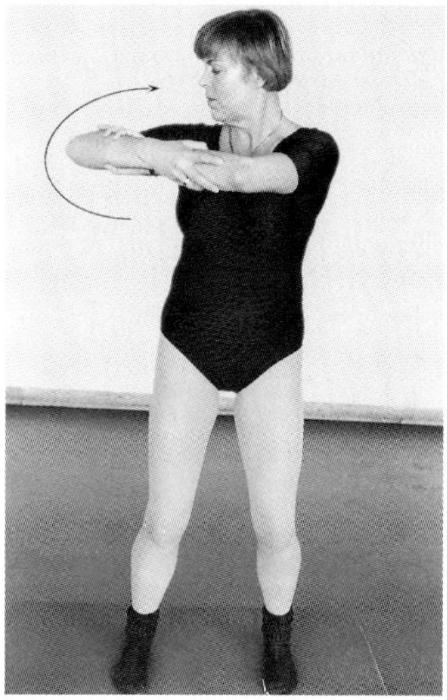

16

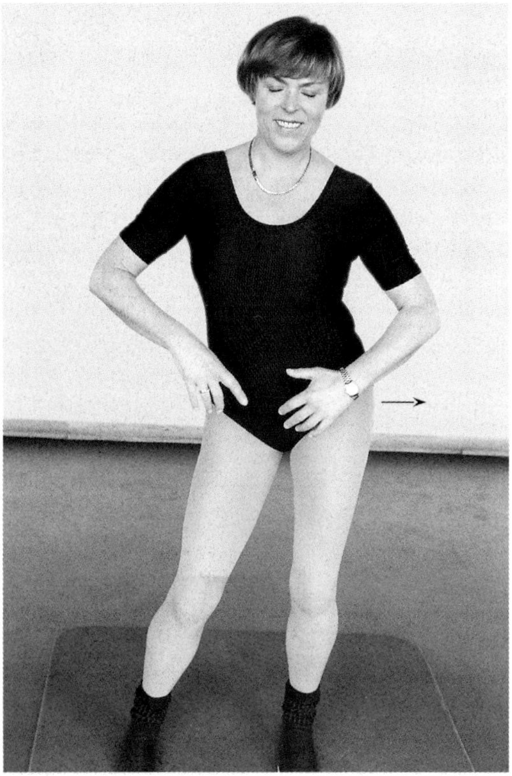

17

- *Variante:* Falten Sie Ihre Hände hinter dem Kopf, ziehen Sie die Ellenbogen zurück, die Schulterblätter an die Wirbelsäule und die Schultern nach unten. Drehen Sie nun den Rumpf nach rechts und links. Spüren Sie in die Rumpfmuskulatur hinein.
- *Variante:* Winkelhalte: Drehen Sie Ihre Rumpfmuskulatur nach rechts und links. Schauen Sie dabei einmal nach vorne, nehmen dann den Kopf in der Bewegung mit, ein andermal schauen Sie über die Gegenschulter nach unten. Die Schultern bleiben unten und das Becken stabil.
- *Variante:* Seithalte: Drehen Sie mit zur Seite ausgestreckten Armen.
- *Variante:* Schwingen Sie Ihre Arme locker um den Körper herum.Versuchen Sie dabei Ihre beiden Pobacken zu berühren und Richtung Gegenferse zu schauen.

Beckentanz

Das Becken ist die Basis der Wirbelsäule. Steht es optimal, kann sich die Wirbelsäule achsengerecht aufrichten. Die folgenden Übungen wirken ausgleichend bei einem Beckenschiefstand, lockern die Becken- und Beckenbodenmuskulatur und helfen bei Problemen des unteren Rückens. Achten Sie dabei auf einen möglichst ruhig gehaltenen Oberkörper.

Stehen Sie gut schulterbreit mit lockeren Knien und stellen Sie sich vor, daß Ihre Hüften einen gedachten Widerstand zur Seite schieben. Sie können die Hände auf die Hüften legen und intensiv in die Hände schieben. **(17)**

- *Variante:* Stellen Sie sich vor, Sie ziehen Ihre Hüften Richtung Achselhöhle bis zum Anschlag hoch. Richten Sie Ihr Becken auf und kippen es wieder; ziehen Sie Ihr Steißbein nach innen und schieben das Schambein vor, danach wandert das Schambein zurück und es bildet sich ein leichtes Hohlkreuz.
  Kreisen Sie jetzt das Becken ganz bewußt mit lockeren Knien in alle vier Richtungen; beim Vorkreisen wird das Steißbein eingezogen, beim Rückkreisen führt es.

Beinkräftigung und Flankendehnung

Pliéstellung: Stehen Sie mit gegrätschten Beinen und stellen Sie die Füße schräg nach außen und halten Ihre Knie so, daß sie exakt über den Füßen stehen. Wenn Sie Schwierigkeiten haben, denken Sie sich die muskuläre Spiralbewegung von den Innenschenkeln über die Knie außen, die Wade abwärts Richtung Füße. Spüren Sie, wie sich dabei Ihre Innenschenkel öffnen, die Knie nach außen gehen und Sie gut auf Ihren Füßen stehen, so daß auch die Außenkanten der Füße belastet sind. Fixieren Sie Ihr Becken; ziehen Sie das Steißbein etwas ein und denken Sie sich das Schambein hoch zum Bauchnabel. So ist die Po- und Bauchmuskulatur etwas gespannt.

- Falten Sie Ihre Hände hinter dem Kopf und ziehen Sie die Ellenbogen zurück, halten Sie die Schultern unten und die Schulterblätter an der Wirbelsäule. Neigen Sie nun ausatmend die Ellenbogen abwechselnd zur Seite. Achten Sie darauf, den oberen dabei möglichst hinten zu halten. Spüren Sie der Dehnung in der Brustkorbseite nach, wechseln Sie die Seiten. **(18)**

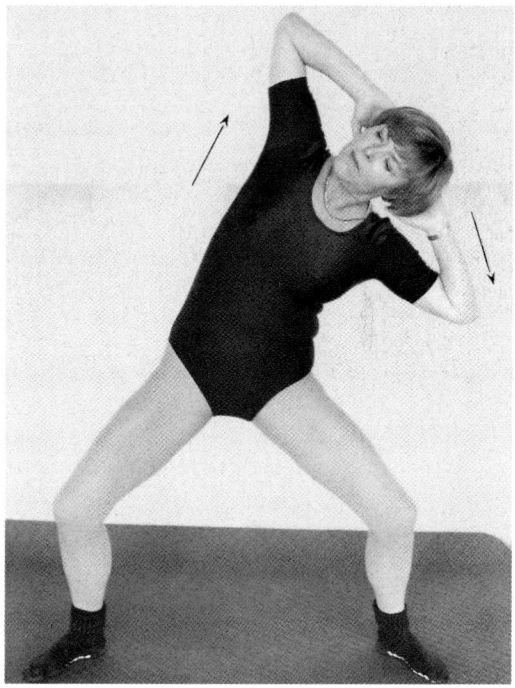

18

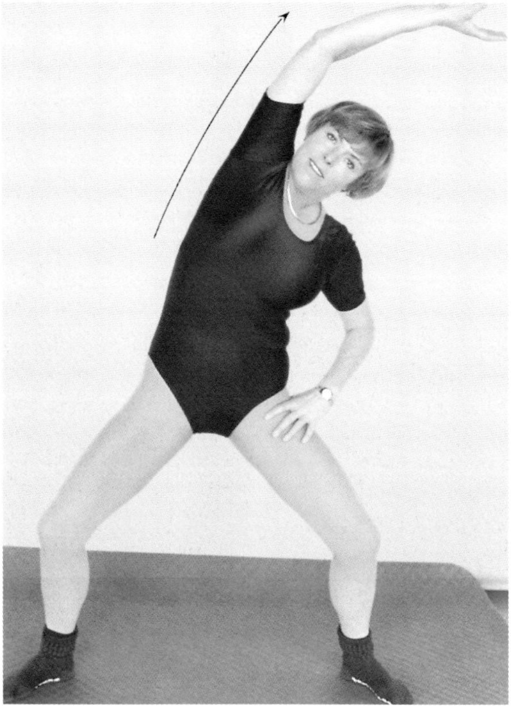

19

Ziehharmonika

Pliéstellung: Strecken Sie einen Arm weit nach oben. Ziehen Sie ihn dann über den Kopf zur Seite, so weit es geht, und wippen Sie sanft in die Waagrechte. Atmen Sie gleichmäßig aus. Spüren Sie der Dehnung in der Brustkorbseite nach bis zur Hüfte hinunter. Sie können sich vorstellen, dass Sie die Rippen wie eine Ziehharmonika auseinander ziehen. Diese Seitdehnungen machen Ihren Brustkorb elastisch, so daß Herz und Lungen genügend Platz bekommen, und aktivieren die Atemmuskeln. Achten Sie darauf, daß beide Knie gebeugt bleiben. Wechseln Sie dann die Seite. **(19)**

Wirbelsäulen-Verwringung

Grätschstand: Setzen Sie Ihre rechte Hand zwischen den Beinen auf den Boden, die Finger schauen dabei nach hinten. Beugen Sie Ihre Beine so weit, daß Sie sich bequem stützen können. Ziehen Sie nun Ihren linken Arm nach oben, der Handrücken schaut dabei nach hinten. Schauen Sie zur Hand hoch und drehen Sie den Brustkorb nach links auf, die linke Schulter wird dabei passiv mitgezogen. Sie können nun sanft mit der Brustkorb-Muskulatur nachwippen. Spüren Sie der Dehnung in der linken Pohälfte nach. Diese Übung hilft bei Ischias- und Hexenschußbeschwerden und beugt diesen vor. Wechseln Sie danach die Seite. **(20)**

- *Variante:* Beugen Sie Ihr rechtes Bein so, daß Ihr Knie exakt über dem Fuß steht, das linke Bein bleibt gestreckt. Fassen Sie nun mit Ihrer rechten Hand Ihr linkes Bein von außen an der Wade oder Fußgelenk, so wie es möglich ist. Drehen Sie nun Ihren Oberkörper nach links auf, die linke Schulter wird passiv mitgezogen. Schauen Sie zur Hand hoch, bei der der Handrücken nach hinten zeigt, und wippen Sie sanft nach. Spüren Sie der Dehnung in der linken Po- und Oberschenkelmuskulatur nach. Wechseln Sie die Seite.

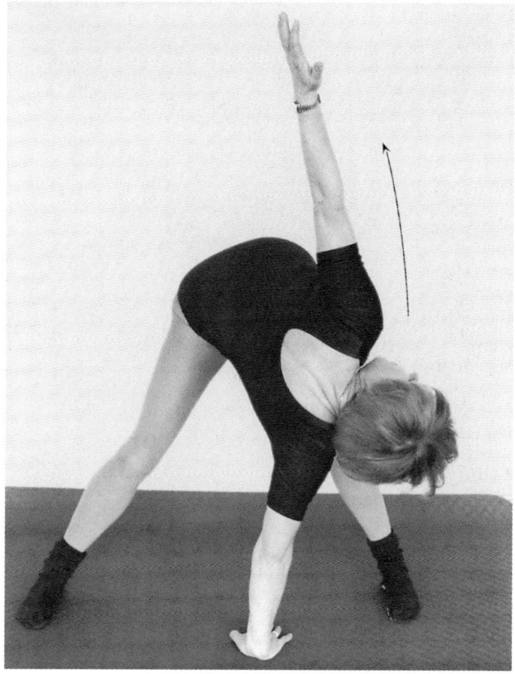

20

4. Untere Extremitäten

Bein- und Gesäßdehnung

Grätschstand: Die Füße weisen gerade nach vorne. Beugen Sie nun Ihr rechtes Bein so, daß das Knie exakt über dem Fuß steht, das linke Bein bleibt gestreckt. Beugen Sie nun Ihren gestreckten Oberkörper in Richtung linkes Bein und stützen Sie sich auf dem Ober- oder Unterschenkel auf. Wippen Sie sanft Ihren Oberkörper aus der Hüfte heraus nach unten. Stellen Sie sich vor, daß der Bauch führt. Spüren Sie der Dehnung in der linken Gesäßhälfte und der rückwärtigen Oberschenkelmuskulatur nach. Sie können die Übung verstärken, indem Sie Ihren linken Sitzknochen Richtung Decke schieben. Wechseln Sie die Seite. **(21)**

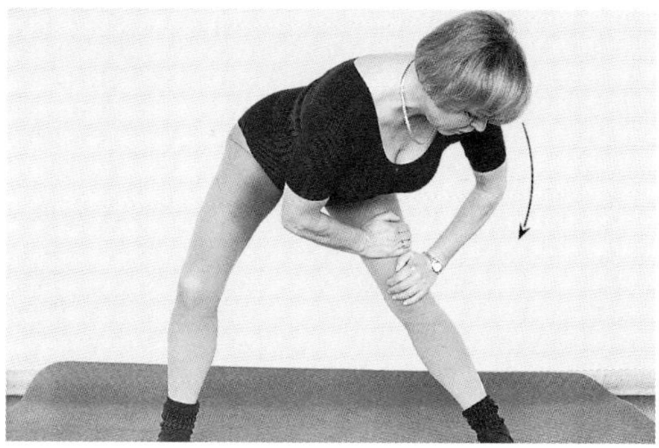

21

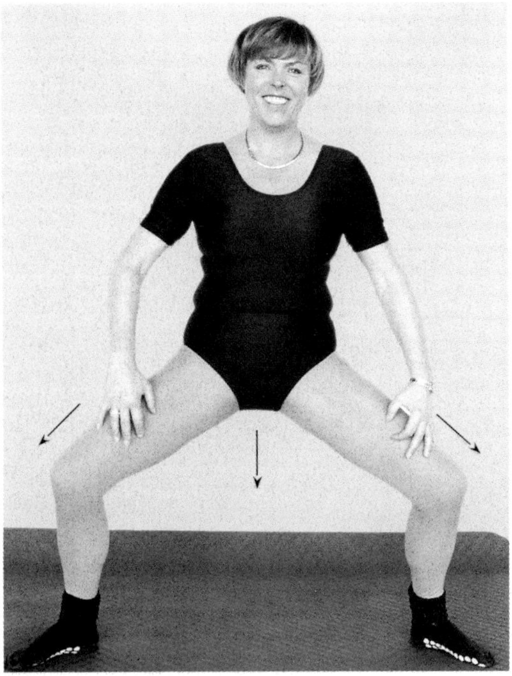

22

- *Variante:* Grätschstand – rechtes Bein gebeugt: Stützen Sie sich mit der linken Hand auf das linke Bein und ziehen nun den rechten Ellenbogen wippend in Richtung linker Fuß. Die Dehnung läuft über die rechte Schulter, Rücken und Gesäß in den Oberschenkel. Wechseln Sie die Seite.
- *Variante:* Grätschstand – rechtes Bein gebeugt, linke Hand gestützt: Ziehen Sie Ihren rechten Ellenbogen über die linke Beinaußenseite nach hinten und drehen Sie den Oberkörper mit nach links. Sie spüren eine verstärkte Dehnung in der linken Po- und Oberschenkelmuskulatur in den Ischiasbereich.

Hüfte weiten und Oberschenkel kräftigen

Pliéstellung: Achten Sie auf exakte Kniestellung. Wippen Sie mit Ihrem Gesäß nach unten und ziehen Sie gleichzeitig die Oberschenkel und die Knie nach außen. Ziehen Sie dabei das Steißbein nach innen. **(22)**

- *Variante:* Belasten Sie dabei mal mehr das rechte, mal das linke Bein.
- *Variante:* Versuchen Sie beim Tiefgehen, im Wechsel die rechte oder linke Ferse vom Boden zu heben.

Mit diesen Übungen kräftigen Sie die Oberschenkel- und Pomuskulatur, dehnen die Innenschenkel und weiten die Hüftgelenke.

Po- und Beinkräftigung

Stehen Sie in Schulterbreite: Stützen Sie sich auf Ihre Oberschenkel und wippen Sie mit dem Po nach unten, als ob Sie sich hinsetzen möchten. Machen Sie dabei abwechselnd Ihren unteren Rücken gerade, der Kopf schaut vor, dann den unteren Rücken rund, der Bauch geht nach innen, der Kopf hängt nach unten. Sie spüren die Kraftübung in der Po- und Beinmuskulatur, der Rücken wird geschmeidig. Richten Sie sich mit rundem Rücken wieder auf (bei Bandscheibenschäden jedoch gestreckt). **(23)**

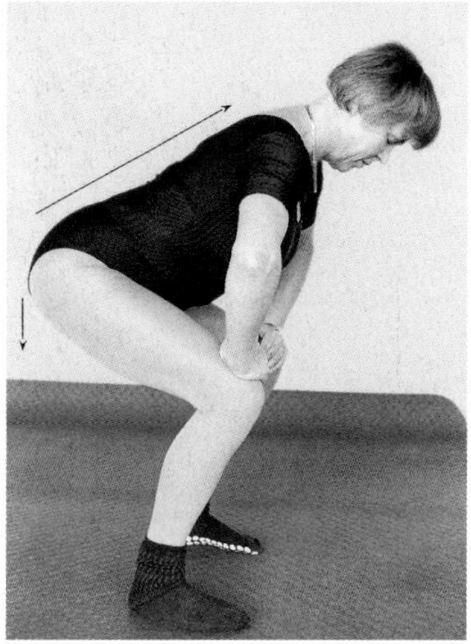

23

Oberschenkel- und Podehnung und Lösen der Hüftgelenke

Stehen Sie in Schulterbreite und fassen Sie Ihre Unterarme: Lassen Sie jetzt Ihren Oberkörper bei leicht gebeugten Knien entspannt nach unten hängen. Wippen Sie sanft mit den Armen nach und lernen Sie, aus der Hüfte loszulassen. Sie entspannen dabei Ihren Rücken und dehnen die rückwärtige Beinmuskulatur. Richten Sie sich mit rundem (oder geradem) Rücken wieder auf. Wenn Sie beim Nachuntenhängen schwindelig werden, schauen Sie seitlich hoch. **(24)**

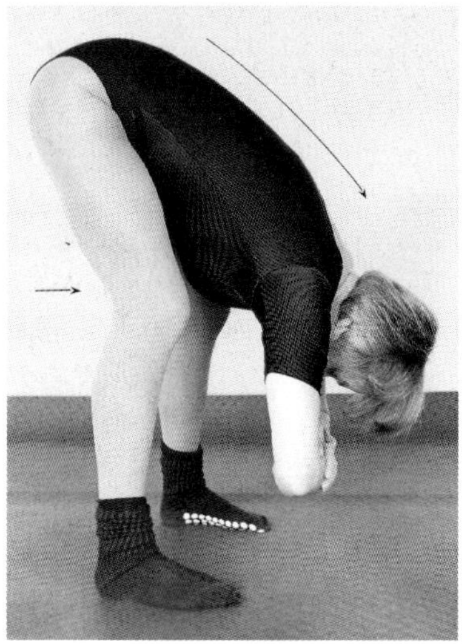

24

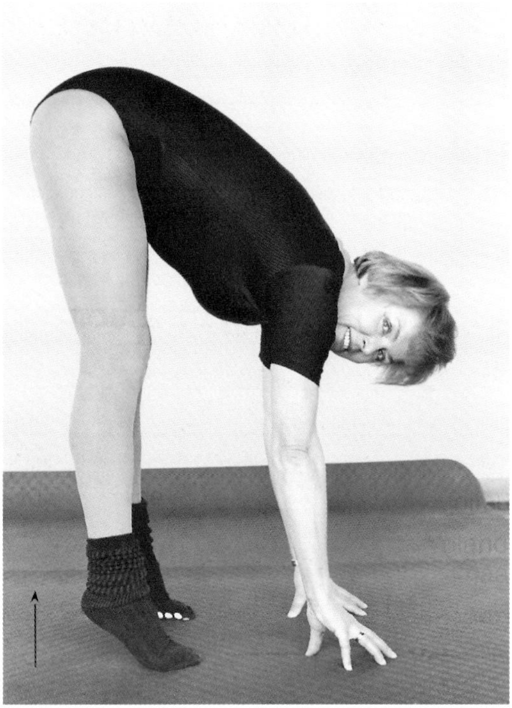

25

Fußgelenk-Mobilisation und Wadenkräftigung

Stehen Sie in Schulterbreite: Setzen Sie stützend Ihre Fingerspitzen auf den Boden, die Beine sind entsprechend gebeugt und ziehen sie im Wechsel die Zehen und Fersen vom Boden hoch. Sie mobilisieren dabei Ihre Fußgelenke und aktivieren die Fuß- und Wadenmuskulatur. Richten Sie sich mit rundem (oder geradem) Rücken wieder auf. **(25)**

Herz-Kreislauf-Training mit Koordinationsübungen

Beim Herz- und Kreislauftraining wird die Ausdauer verbessert. Das Herz lernt, wirtschaftlicher zu arbeiten, es schlägt ruhiger und kräftiger, dadurch wird der Ruhepuls niedriger, die Stressanfälligkeit sinkt, man wird gelassener und entspannter. Die Muskeln scheiden alle entbehrlichen Stoffe aus, Blutzucker und Fettsäuren werden vermehrt verbrannt. Die Blutgefäße werden elastischer, der Blutdruck normalisiert sich, die Sauerstoffzufuhr in den Kapillaren verbessert sich, die Herz-Lungen-Kraft wird gefördert. Man ermüdet nicht mehr so schnell, wird ausdauernder; der Körper lernt, mit weniger Kraftaufwand zu arbeiten.

Die Ausdauerübungen sollten mindestens 5 bis 10 Minuten lang, meist in rhythmischem oder taktmäßigem Wechsel verlaufen. Damit Kreislauf und Atmung unterstützt werden, braucht der Organismus viel Sauerstoff, daher sollte man immer gut lüften. Das Ausatmen sollte immer hörbar und bewußt erfolgen, das Einatmen geht dann von alleine. Die Bewegungen sollten mit dem Atemrhythmus koordiniert werden. Je mehr die Arme mit in den Bewegungsablauf integriert werden, desto stärker wird der Kreislauf angeregt und die Atmung verbessert. Ausschlaggebend für die Intensität der Bewegung ist, sich wohlzufühlen und gut atmen zu können.

1. Kreislauftraining mit Fuß-Abrollen

Rollen Sie Ihren rechten und linken Fuß im Wechsel bewußt über Fußballen-Mittelfuß-Ferse ab. Lassen Sie sich Zeit, bis die Bewegung rhythmisch und locker erfolgt. Lassen Sie den Fußballen immer stehen und schieben etwas die Knie vor. Knie- und Fußglenke sollten locker bleiben.

- Ziehen Sie zusätzlich die Arme im Wechsel immer weiter nach oben und tippen Sie dazwischen mit den Fingern auf die Schulter. Atmen Sie dabei gleichzeitig aus. **(26)**
- Ziehen Sie Ihre Arme im Wechsel zur Seite und tippen Sie dazwischen mit den Fingern auf die Schulter und atmen dabei gleichzeitig aus.
- Ziehen Sie Ihre Arme im Wechsel nach vorne, tippen dazwischen auf die Schulter und atmen gleichzeitig aus.
- Variieren Sie die Anzahl der Bewegungen: 8×, 4×, 2×, 1×. Nehmen Sie aber die Arm-

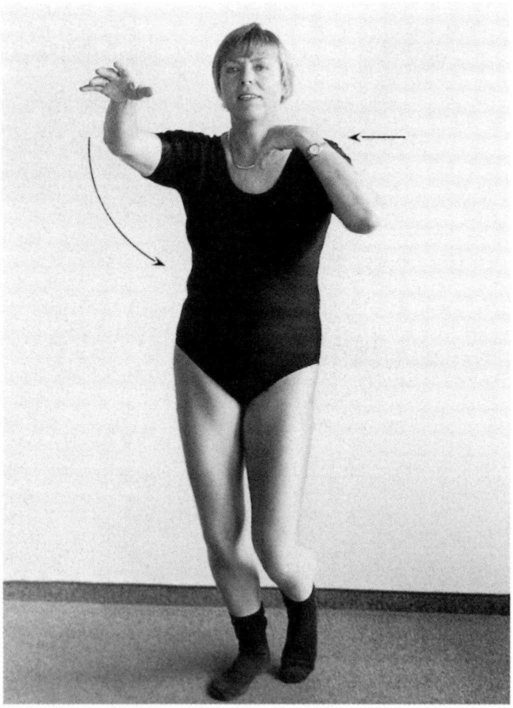

26

bewegungen nicht zu ernst, es soll Spaß machen, Ihren Kreislauf anregen und das Hirn trainieren. Wichtig beim Üben ist immer das Bemühen, nicht unbedingt das Gelingen. Irgendwann klappt es!

Schieben Sie beide Handflächen mit der Handwurzel Richtung Decke, immer mit dem Ausatmen. Die Füße rollen immer noch vom Fußballen ab zur Ferse.

- Schieben Sie beide Handflächen mit der Handwurzel zur Seite.
- Schieben Sie beide Handflächen mit der Handwurzel nach vorne.
- Variieren Sie jetzt die Verbindungen: Schieben Sie Ihre Handflächen mehrmals hintereinander im Wechsel nach oben und zur Seite, schieben Sie dann Ihre Handflächen mehrmals nach oben und nach vorne. Versuchen Sie nun diese beide Übungen zu verbinden: einen Arm hoch, den anderen zur Seite, dann einen Arm hoch, den anderen nach vorne – und wiederholen dies. Üben Sie auch hier heiter und gelassen.

Legen Sie Ihre Finger auf die Schulter und strecken Sie dann die Arme mit der Ausatmung zur Seite. Die Füße rollen weiter ab von den Zehen zur Ferse. Achten Sie bei dieser Serie, daß Sie die Schultern nie hochziehen.

- Drehen Sie die Arme so, daß die Handflächen nach hinten schauen und tippen Sie mit den Fingerspitzen in die Achselhöhle.
- Variieren Sie jetzt die Anzahl der Bewegung, 4× auf die Schulter, 4× in die Achselhöhle, dann je 2×, je 1×.
- Versuchen Sie jetzt mit den Fingern der rechten Hand die Schulter anzutippen, mit den Fingern der linken Hand die Achselhöhle und gegengleich.

- Lockern Sie anschließend Ihre Schultern, indem Sie sie bis zu den Ohren hochziehen und entspannt fallen lassen, auch die Arme sind ganz locker. Ziehen Sie Ihre rechte und linke Schulter im Wechsel hoch und lassen Sie sie niederfallen – immer im Rhythmus der Musik. Stellen Sie sich vor, alle Alltagssorgen loszulassen.

Während Ihre Füße weiter abrollen, tippen Sie mit den Fingern auf die Schultern, sodann strecken Sie die Arme mit der Ausatmung nach oben.

- Tippen Sie mit den Fingern auf die Schulter; mit der Ausatmung strecken Sie die Arme nach unten.
- Verbinden sie diese Übungen: auf die Schulter tippen, Arme hoch, auf die Schulter tippen, Arme tief.
- Wechseln Sie zwischen rechtem und linkem Arm: rechts hoch, links tief, dazwischen auf die Schulter tippen – dann die Übung gegengleich ausführen.

Rollen Sie weiter Ihre Füße ab vom Fußballen zur Ferse:

- Halten Sie Ihre Arme zur Seite und kreisen dann mit dem rechten Arm vor der Brust (nicht nach hinten), der linke Arm bleibt stabil in der Seithalte, die rechte Hand macht eine Bewegung, als ob sie kräftig Wasser schöpft – dies immer mit dem Ausatmen.

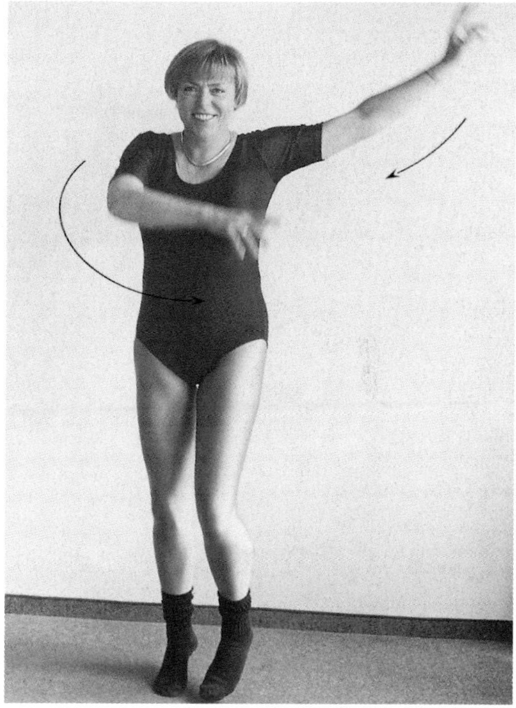

27

- Kreisen Sie mit dem linken Arm.
- Variieren Sie: 8× rechts, 8× links, und dann je 4× im Wechsel.
- Lassen Sie jetzt die Kreise nacheinander ablaufen. Dies erfordert eine gute Koordinationsfähigkeit. Versuchen Sie die Bewegung von den Füßen ausgehen zu lassen, nehmen Sie Knie, Hüfte und den Oberkörper mit in die Bewegung und atmen Sie gleichmäßig mit. **(27)**

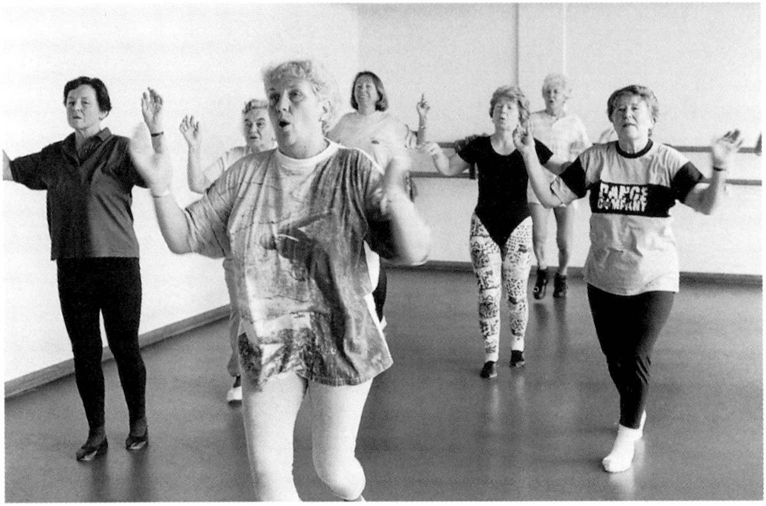

28

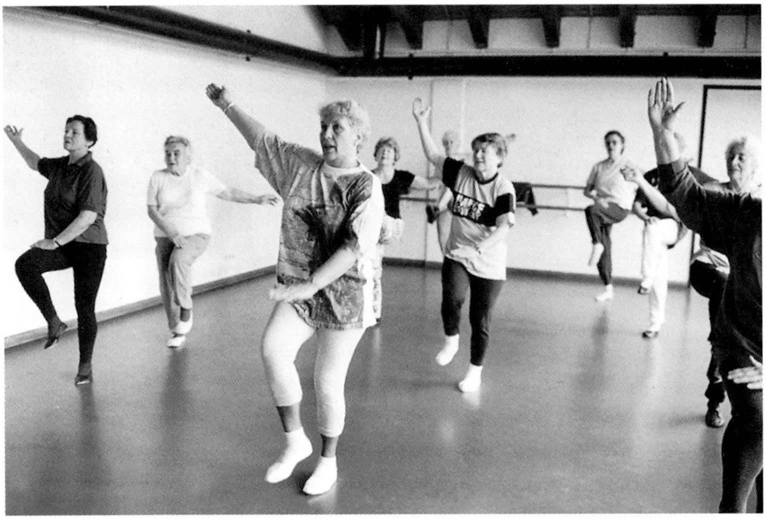

29

Gehen Sie in Schrittstellung und rollen Sie weiter Ihre Füße vom Fußballen zur Ferse.

- Heben Sie Ihre Arme abgewinkelt nach oben, die Ellenbogen etwa in Schulterhöhe, schließen Sie mit dem Ausatmen die Unterarme und öffnen Sie sie einatmend wieder.
- *Variante:* Lassen Sie zusätzlich in den Armen eine Spiralbewegung zu. Die Handflächen drehen sich dabei zum Gesicht und der kleine Finger rollt in Richtung Daumen. Dies lockert Ihre Hand- und Ellenbogengelenke. **(28)**

2. Kreislauftraining aus dem Stand

Bei den nächsten Übungen bleiben Sie auf dem Fuß stehen, ohne abzurollen. Achten Sie darauf, daß der Rücken immer gerade bleibt und gehen Sie immer mit der Ausatmung in die Übung.

- Mit einer ausladenden Armbewegung klatschen Sie Ihre Handflächte auf den gegenüberliegenden Oberschenkel; 4× rechts, 4× links, dann 8× im Wechsel. **(29)**

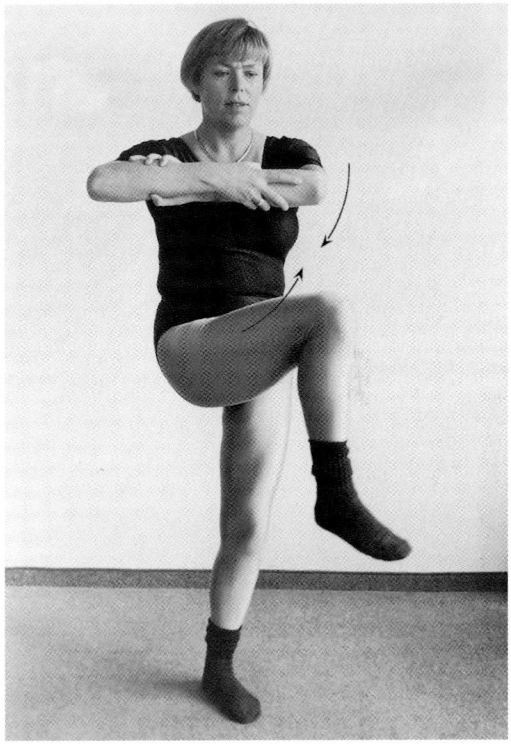

30

- Fassen Sie mit Ihren Händen die Unterarme und halten Sie sie vor die Brust, heben Sie nun Ihr rechtes Knie Richtung rechten Ellenbogen, dann dasselbe links – 4× rechts, 4× links, 8× im Wechsel.
- Fassen Sie Ihre Unterarme und ziehen Sie Ihr rechtes Knie diagonal zum linken Ellenbogen, dann gegengleich; 4× rechts, 4× links, 8× im Wechsel. **(30)**

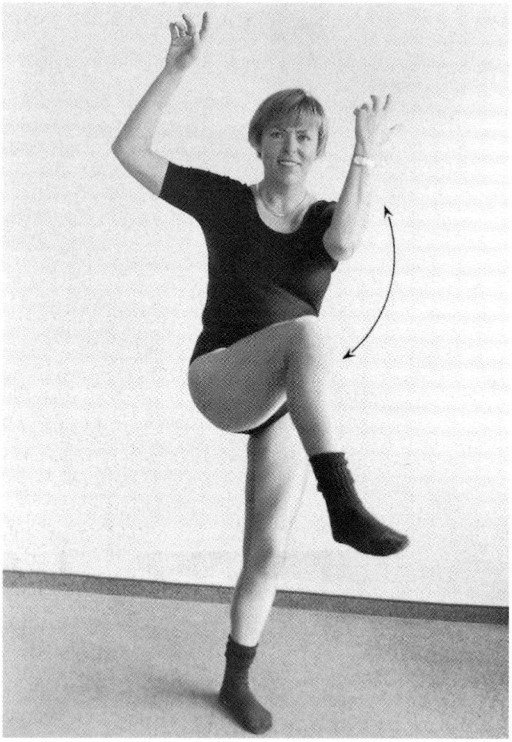

31

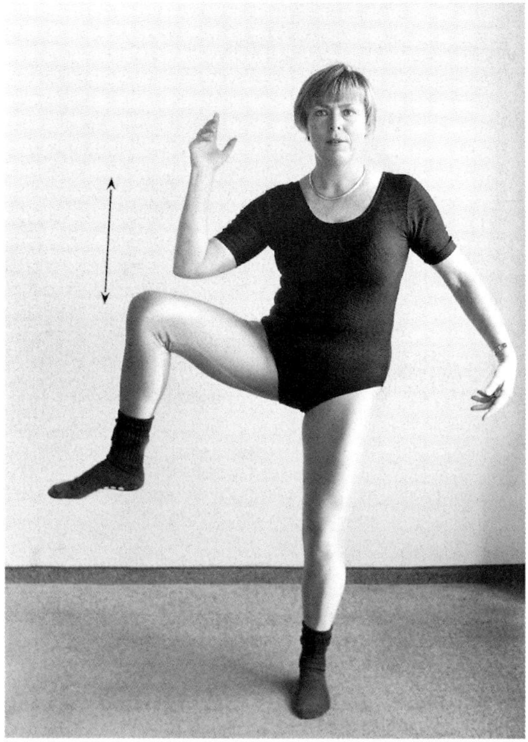

32

- Halten Sie Ihre Arme nach oben und ziehen Sie Ihr rechtes Knie und den linken Ellenbogen zusammen, dann gegengleich; 4× rechts, 4× links, 8× im Wechsel. **(31)**

- Heben Sie Ihr rechtes gebeugtes Knie seitlich aus der Hüfte hoch und führen Sie Ihren rechten Ellenbogen Richtung Knie, als ob Sie mit dem rechten Arm eine Glocke läuten wollten, dann gegengleich, 4× rechts, 4× links, 8× im Wechsel. **(32)**

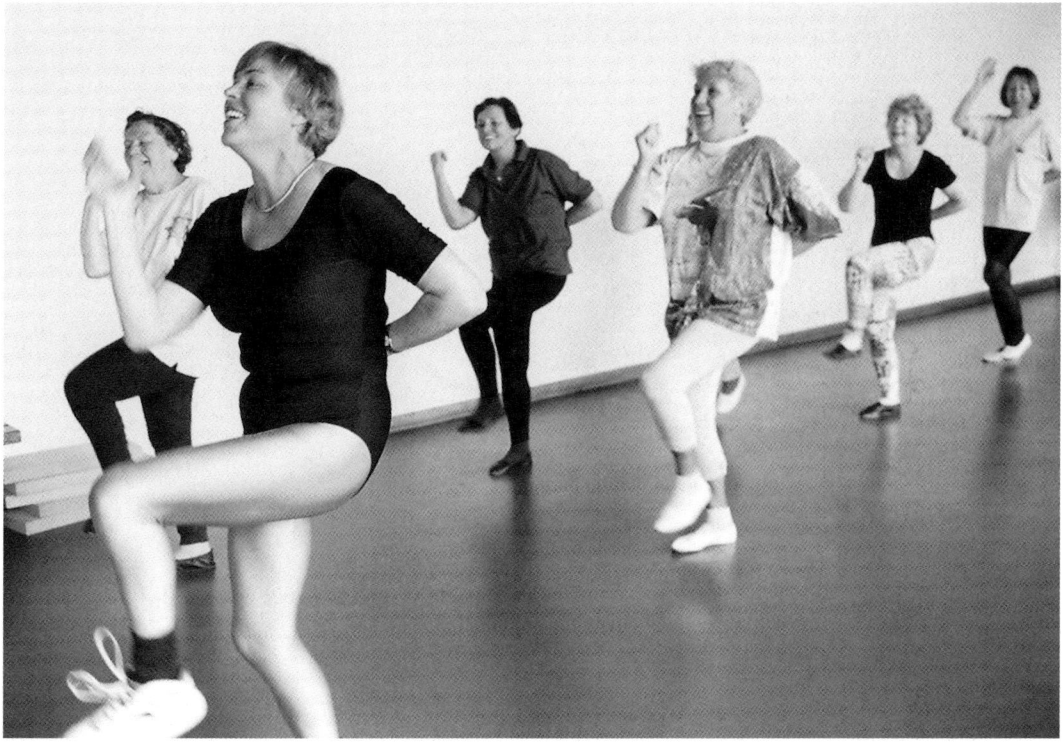

33

- Legen Sie Ihren linken Handrücken auf den Rücken – heben Sie dann Ihr rechtes Knie gebeugt seitlich hoch, der rechte Ellenbogen kommt entgegen, dann ziehen Sie Ihr linkes Knie vor dem Bauch hoch und wieder den rechten Ellenbogen entgegen, immer im Wechsel. Wechseln Sie die Körperseite. **(33)**

Am Schluß des Kreislauftrainings gehen Sie auf dem Platz oder rollen wieder Ihre Füße ab, die Bewegungen werden immer langsamer, damit der Puls zur Ruhe kommt. Führen Sie dabei Ihre Arme einatmend seitlich hoch und ausatmend wieder ab. Etwa 4 Takte einatmen, 4 Takte ausatmen. Atmen Sie alle verbrauchte Luft wieder aus und lockern Sie Ihre Beine.

Körperbildung durch Kräftigungsübungen

Kraftübungen sollen verschiedene Muskelgruppen intensiv zur Arbeit anregen. Sie können langsam, schnell oder gehalten ausgeführt werden. Wichtig ist dabei, die Belastung auf das derzeitige Leistungsvermögen abzustimmen, entsprechend die Anzahl der Wiederholungen zu erhöhen und dann von leichteren zu schwierigeren Formen überzugehen. Lockerungs- und Dehnungsübungen zwischendurch können vorzeitige lokale Ermüdung bestimmter Muskeln verhindern.

1. Bauchmuskulatur

Gut funktionierende Bauchmuskeln sind die Gegenspieler der Rückenmuskeln. Darum sagt man, gute Bauchmuskeln sind der halbe Rücken. Sie halten die Eingeweide zusammen und verbessern dadurch die Figur. Sie unterstützen die Bauchpresse bei der Verdauung.

Bauchmuskel-Kräftigung

Legen Sie sich auf den Boden und stellen Sie die Füße an. Falten Sie Ihre Hände am Hinterkopf und lassen Sie die Ellenbogen hinten. Wenn die Bauchmuskeln noch schwach sind, legen Sie die Ellenbogen an die Ohren und unterstützen mit dem Schultergürtel. Heben Sie Kopf und Schultern hoch und geben Sie das Gewicht des Kopfes in die Hände ab, ziehen Sie den Nacken lang. Ziehen Sie den Bauch nach innen und drücken Sie den Lendenwirbelbereich auf den Boden. Spannen Sie Ihre Gesäßmuskeln an, ziehen Sie die Schließmuskel nach innen hoch. Wenn Sie sich dabei auf die Fersen stellen, können Sie die Pospannung besser halten.

- Heben Sie nun mit dem Ausatmen Ihren Oberkörper hoch und legen ihn einatmend wieder ab. Spüren Sie die Kraft aus der Körpermitte, von den geraden Bauchmuskeln. Wenn die Halsmuskeln spannen, drücken Sie die Handflächen etwas in den Hinterkopf und entlasten die Muskulatur. Versuchen Sie den unteren Rücken auch am Boden zu halten, wenn Sie den Oberkörper wieder ablegen.
- Variieren Sie das Tempo zu kleinen Bewegungen und stellen Sie sich vor, die Schulterblätter nicht abzulegen.
- Führen Sie die Bewegungen schräg Richtung rechtes Knie aus und versuchen Sie, den Ellenbogen hinten zu lassen. Spüren Sie dabei, wie sich der rechte Bauch

spannt und der rechte Rücken verstärkt auf den Boden drückt. Üben Sie dann nach links. Sie trainieren damit die schrägen Bauchmuskeln. **(34)**

- Variieren Sie die schräge Ausführung, in dem Sie Ihren rechten Fuß auf das linke Knie legen und den Oberkörper nach schräg rechts führen, dann zur anderen Seite.

Wiederholen sie die Bewegungen, solange die Kraft reicht, Sie sich wohlfühlen und gut atmen können. Wenn Sie eine Pause einlegen, ziehen Sie Ihre Knie zur Brust und entspannen damit Bauch- und Rückenmuskulatur. Dies gilt auch für die folgenden Bauchmuskelübungen.

Bauchmuskelkräftigung mit Beinheben

Legen Sie sich auf den Rücken. Stellen Sie den linken Fuß auf, heben Sie das rechte Bein in die Luft und lassen dann den Unterschenkel fallen. Heben Sie jetzt den Oberkörper hoch und strecken gleichzeitig Ihr rechtes Bein mit der Ferse hoch, dann den Oberkörper wieder ablegen und den Unterschenkel fallen lassen. Achten Sie darauf, daß sich das gestreckte Bein in Bauchhöhe befindet. Gehen Sie mit dem Ausatmen in die Übung, spüren Sie, wie rechter Bauch und Rücken verstärkt arbeiten. Wechseln Sie zum linken Bein und heben dann beide Beine gleichzeitig. **(35)**

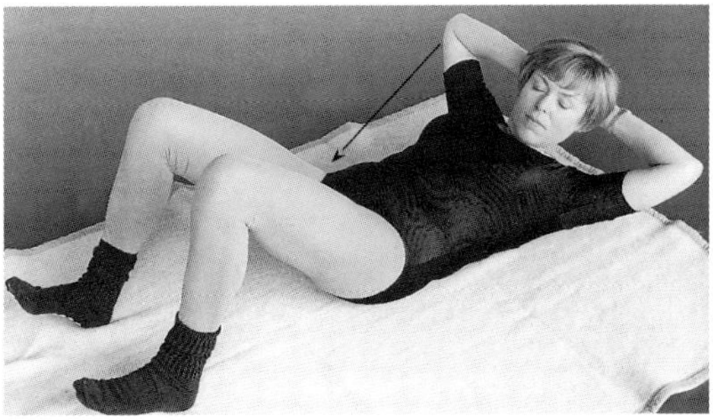

34

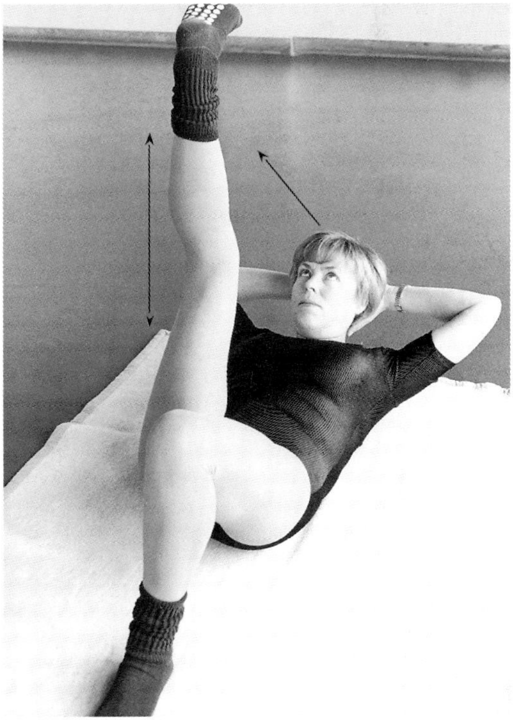

35

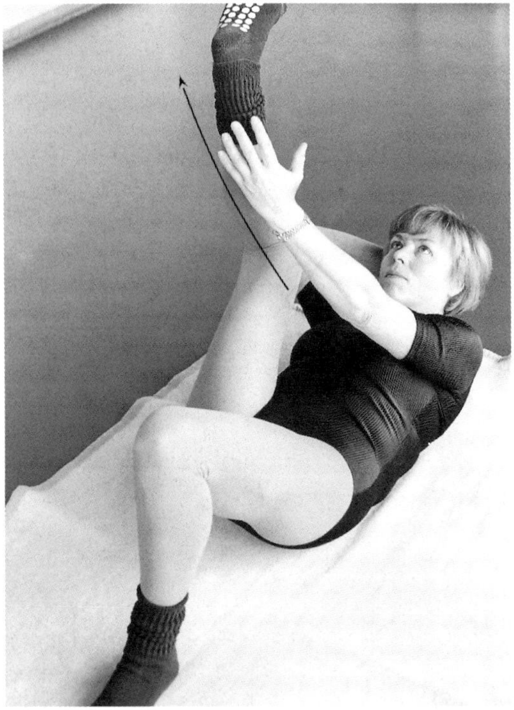

36

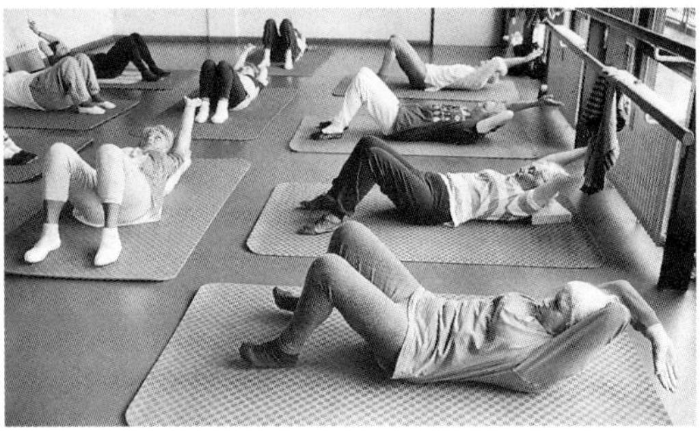

37

Schräge Bauchmuskelkräftigung

Legen sie sich auf den Rücken, stellen Sie das linke Bein an und halten das rechte in die Luft oberhalb des Bauches, wenn nötig entsprechend gebeugt. Die rechte Hand liegt am Hinterkopf. Schieben Sie mit der linken Hand die rechte Wade hoch Richtung rechte Ferse und legen Sie den Oberkörper wieder ab. Spüren Sie dabei, wie rechter Bauch und Rücken verstärkt beansprucht werden. Gehen Sie mit dem Ausatmen in die Übung. Wechseln Sie die Beinseite. **(36)**

Bauchmuskelkräftigung mit Hebel

Sie legen sich auf den Rücken, stellen die Fersen auf und legen die Arme nach hinten. Fassen Sie nun mit der linken Hand den rechten Oberarm von hinten und versuchen Sie jetzt Ihren Oberkörper zu heben und zu senken. ziehen Sie beim Hochkommen den Bauch ein, drücken den Rücken auf den Boden und spannen den Po. Gehen Sie mit dem Ausatmen in die Übung. Wenn der Kopf zu schwer ist, ziehen Sie den Oberarm unter den Kopf und stützen ihn. Wechseln Sie die Armseite. **(37)**

Bauchmuskelkräftigung mit Po-Lift

Legen Sie sich auf den Rücken, strecken Sie die Beine in die Luft und verschränken Sie die Fußgelenke, die Knie sollten oberhalb des Bauches sein. Die Hände liegen unter dem Kopf.

- Heben und senken Sie nun Ihr Gesäß, in dem Sie den Bauch einziehen, den Rücken an den Boden drücken und den Po anspannen. Anfangs können Sie vielleicht nur das Gewicht vom Gesäß auf den Rücken verlagern. Mit mehr Muskelkraft geht es zunehmend leichter. Achten Sie darauf, daß die Oberschenkel senkrecht zur Decke ziehen und nicht mit Schwung Richtung Brust.
- Halten sie das Gesäß isometrisch, d.h. etwa 6 Sekunden in der Luft.
- Heben Sie nun das Gesäß in kleinen Bewegungen auf und ab.
- Drehen Sie das Gesäß beim Heben aus dem Hüftgelenk nach rechts und links.

Kombinieren Sie die Übungsreihe und entspannen anschließend mit angezogenen Knien. **(38)**

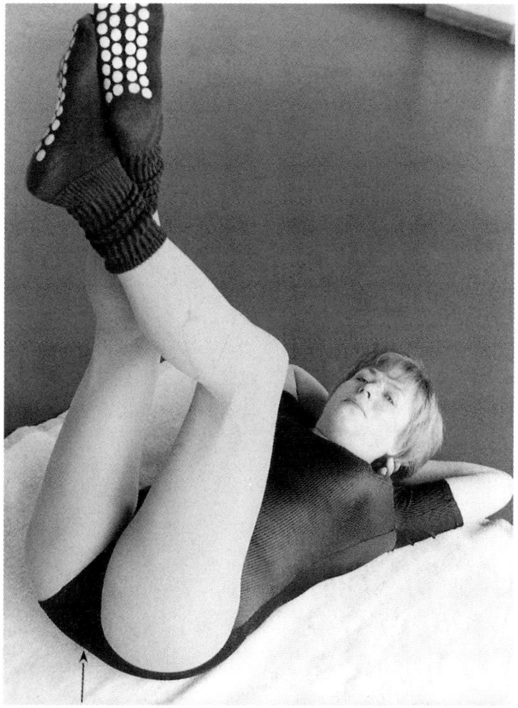

38

Bauchmuskelkräftigung mit Massage-Effekt

Legen Sie sich auf den Rücken, die Hände verschränkt hinter dem Kopf, stellen Sie den linken Fuß auf und heben Sie das rechte Bein in die Luft. Heben Sie nun den Oberkörper hoch. Gleichzeitig ziehen Sie Ihr rechtes Knie mit dem Ausatmen zur Brust hin. Dabei geht der Bauch nach innen und der untere Rücken drückt gegen den Boden. Sie spüren, wie Bauch- und Rükkenmuskulatur massiert werden. Achten sie darauf, daß auch die Brust Richtung Knie

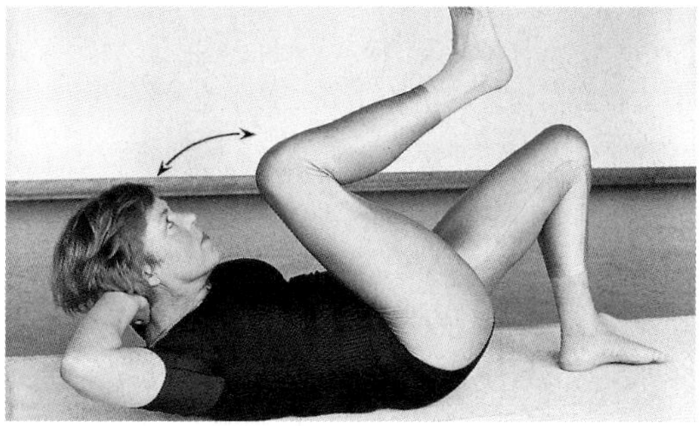

39

zieht. Arbeiten Sie mit dem linken Bein, dann mit beiden Beinen. Die Massage wird immer stärker und regt die Verdauungsorgane an. **(39)**

Bauch- und Rückenkräftigung mit Beinarbeit

Legen Sie sich auf den Rücken, die Hände unter den Kopf, und halten Sie beide Beine in der Luft. Beugen und strecken Sie im Wechsel Ihr rechtes und linkes Bein aus dem Kniegelenk und drücken Sie jedesmal mit Hilfe der Bauchmuskeln Ihren Rücken neu gegen den Boden. **(40)**

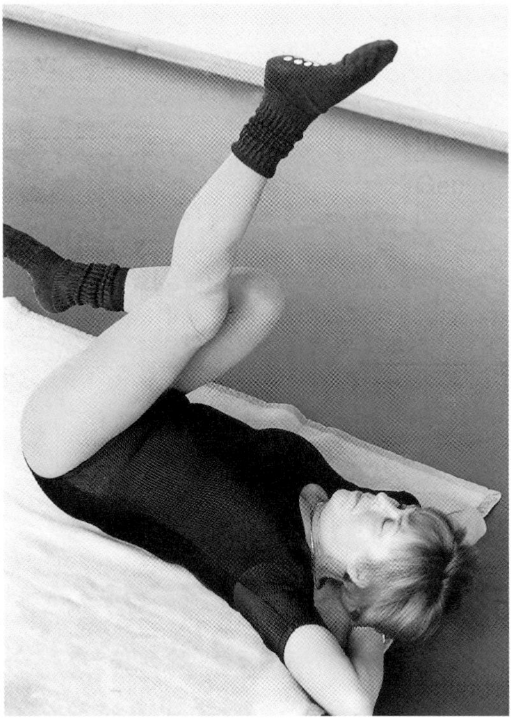

40

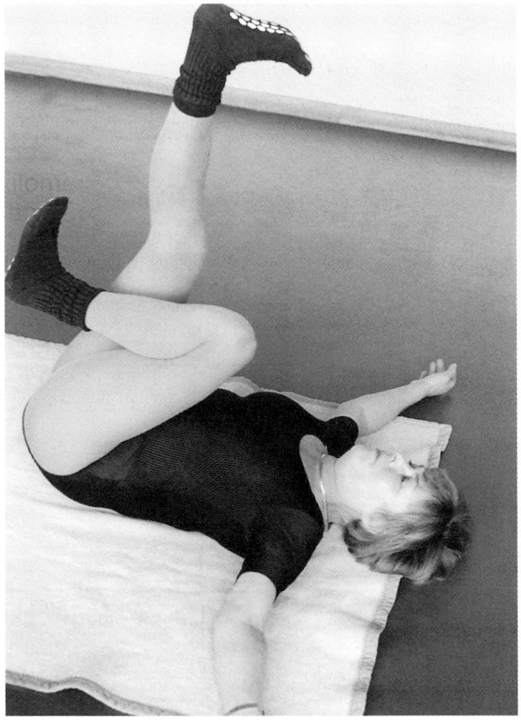

41

Fahrradfahren

Legen Sie sich auf den Rücken, die Hände unter den Kopf und heben Sie die Beine in die Luft. Radeln Sie jetzt mit ausladenden Bewegungen. Ziehen Sie Ihre Oberschenkel dabei nah an den Oberkörper. Wenn Sie ein wenig den Po hochziehen, wird die Rückenlage günstiger, es strengt aber mehr an. Radeln Sie in die Kurve, die Knie schauen dabei nach links und der Kopf nach rechts, dann zur anderen Seite.

Bauch- und Rückenmassage

Legen Sie sich auf den Rücken und halten Sie die Beine in der Luft, die Arme liegen auf der Seite. Drücken Sie nun kräftig im Wechsel Ihren rechten und linken Oberschenkel Richtung Bauch. Spüren Sie der Bauch- und Rückenmassage nach. Zieht man den Po dabei etwas hoch, wirkt die Übung verstärkend für die Muskulatur. **(41)**

Bauchmuskelkräftigung aus dem Beckenboden

Lesen Sie dazu erst das Kapitel über die Aktivierung des Beckenbodens auf Seite 93. Machen Sie erst die Vorübungen, um ein Gefühl für die innerste Schicht des Beckenbodens zu bekommen.

Legen Sie sich auf den Rücken und verhaken die Fußgelenke in der Luft, die Hände liegen am Hinterkopf. Heben Sie nun den Oberkörper mit rundem Rücken hoch und ziehen den Nacken lang. Ziehen Sie die Stirn Richtung Schambein und aktivieren dabei den Beckenboden, dann wieder entspannen. Wenn die Stirn Richtung Schambein zieht, ziehen Sie in der Vorstellung ein Bällchen in die Damm-Mitte und spüren die Sitzbeinhöcker wie eine Klammer. Dabei öffnen sich die Knie leicht nach außen.

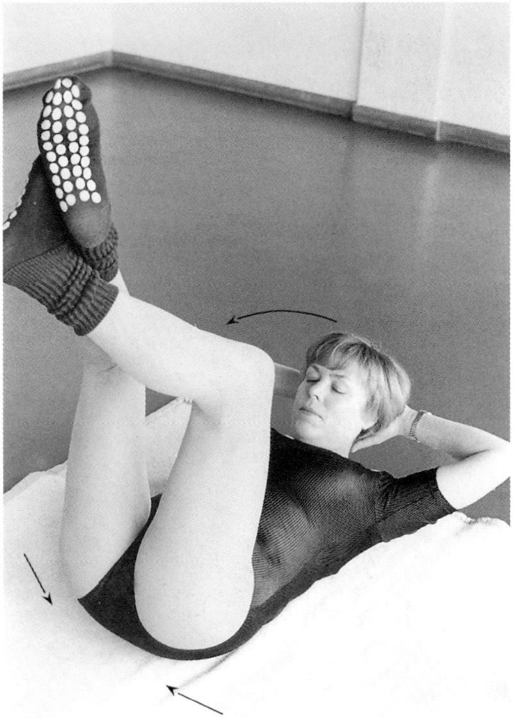

42

Achten Sie dabei, daß der Po liegenbleibt und die Oberschenkel sich senkrecht in der Luft befinden. Anfangs mag es vielleicht noch nicht ganz klappen. Üben Sie trotzdem geduldig mit großer Aufmerksamkeit im Beckenboden. **(42)**

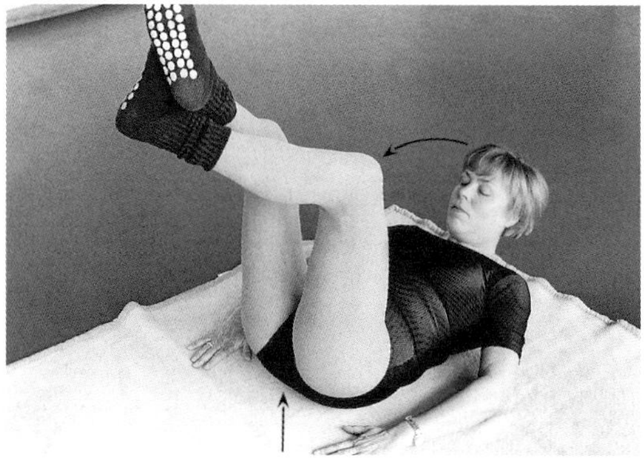

44a

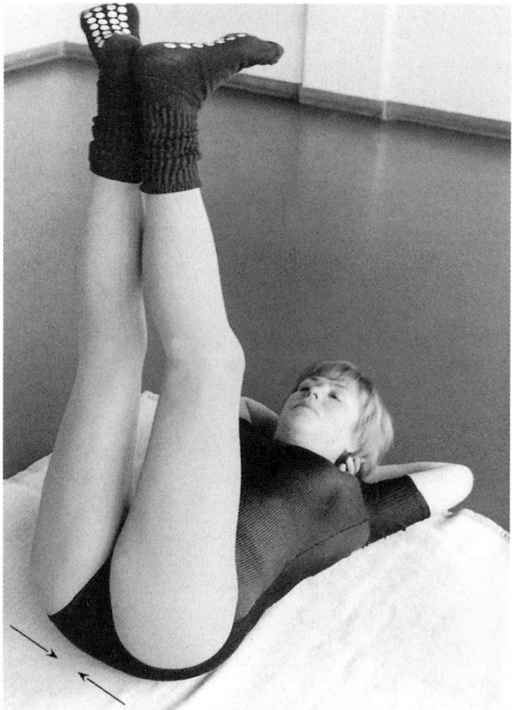

43

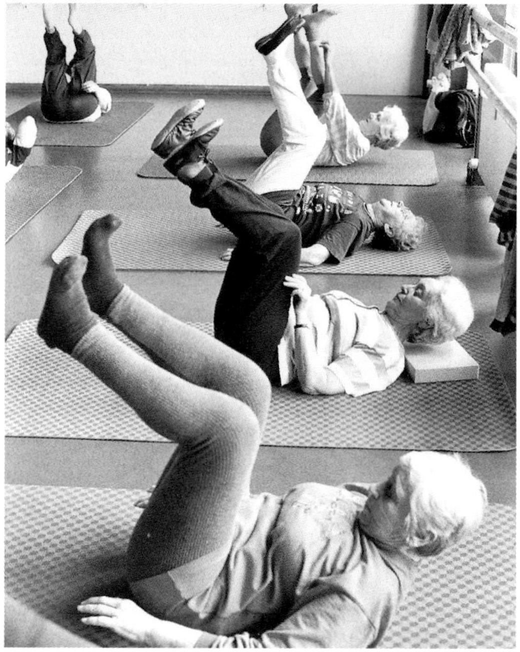

44b

Bauch- und Rückenkräftigung aus dem Beckenboden

Legen Sie sich auf den Rücken und halten Sie die Beine oben in der Luft, die Fersen geschlossen. Versuchen Sie nun, aus dem Beckenboden heraus das Gesäß etwas zu heben. Dazu ziehen Sie die Sitzhöcker zusammen. Lassen Sie die Schultern entspannt und spüren Sie der Beinspirale nach, die die Zehen bei der Aktivierung nach außen bewegt. Arbeiten Sie mit großer Aufmerksamkeit im Beckenboden. **(43)**

Isometrische Bauch- und untere Rückenkräftigung durch Po-Lift

Legen Sie sich auf den Rücken und heben die Beine rechtwinklig hoch, die Unterschenkel schauen parallel zum Boden. Verhaken Sie die Fußgelenke. Heben Sie nun den Kopf mit langem Nacken und die Schultern hoch und schauen Sie in Richtung Oberschenkel. Stabilisieren Sie den Oberkörper durch Druck der Hände gegen die Unterlage, die Arme liegen neben dem Körper. Heben Sie nun den Po etwas vom Boden und halten Sie die Spannung einige Sekunden. Achten Sie darauf, daß die Knie in Richtung Decke ziehen und nicht zur Brust. Atmen Sie ruhig. Zusätzlich können Sie den Beckenboden aktivieren wie oben beschrieben. Dabei bewegen sich die Knie etwas nach außen. **(44 a und b)**

Isometrische Bauch- und untere Rückenkräftigung durch Gegendruck

Legen Sie sich auf den Boden, die Beine rechtwinklig hochheben, der Nacken bleibt lang. Schauen Sie in Richtung Knie. Drücken Sie nun fest mit den Handwurzeln gegen die Oberschenkel unterhalb der Knie, die Oberschenkel drücken zurück. Sie spüren die Kraft aus der Körpermitte und der Rumpfmuskulatur, halten einige Sekunden und atmen dabei ruhig.

- *Variante:* Drücken Sie mit der linken Handwurzel gegen den rechten Oberschenkel, der zurückdrückt, und schauen Sie der rechten Hand nach, die nach vorne schiebt. Die Spannung wird über eine leichte Drehung des Oberkörpers aufgebaut. Halten sie einige Sekunden und atmen Sie ruhig. Wechseln Sie dann die Seite. **(45)**

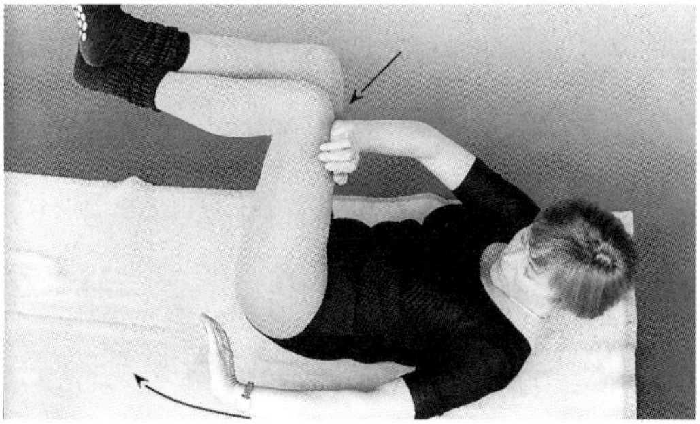

45

2. Kräftigung der Rücken- und Rumpfmuskulatur

Spinne

Legen Sie sich auf den Bauch. Wenn Sie ein Hohlkreuz haben, kann ein kleines Kissen oder ein zusammengerollter Pulli unter dem Bauch ausgleichend wirken. Sie ziehen das Steißbein nach innen und drücken das Schambein gegen die Unterlage. Dabei zieht der Bauchnabel leicht nach innen und stabilisiert die Beckenhaltung. Achten Sie darauf, daß die Stirn nach unten geneigt, der Nacken lang und gerade bleibt. Üben Sie langsam mit Muskelkraft und nicht mit Schwung. Gehen Sie mit der Ausatmung in die Übung. Nach der Bauchlage empfehlen sich Bewegungen oder Dehnungen, die den Rücken wieder runden.

- Winkeln Sie nun Ihre Arme rechtwinklig an und heben Sie sie mit der Kraft aus dem oberen Rücken. **(46)**
- Schieben Sie dann Ihre gewinkelten Arme im Wechsel vor und zurück, so weit wie möglich. Wenn ein Arm vorzieht, zieht der andere zurück. Je höher die

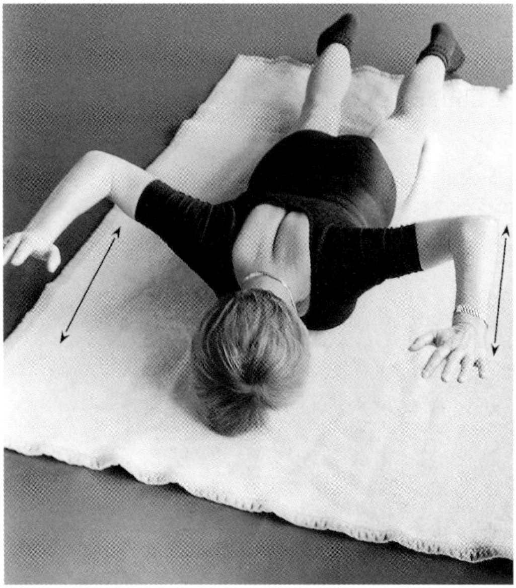

46

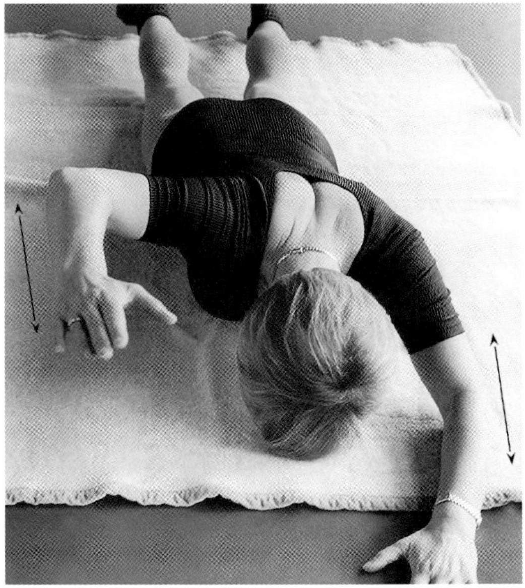

47

Arme gehalten werden, desto anstrengender wird es.

- Schieben Sie nun beide angewinkelten Arme vor und zurück. Legen sie immer die Pause ein, die Sie benötigen, um sich wohlzufühlen.

Arme heben

Legen Sie sich auf den Bauch. Achten Sie auf ein stabiles Becken, eingezogenen Bauch und Steißbein. Strecken sie jetzt die Arme nach vorn aus. Die Ellenbogen werden aber nicht durchgedrückt, und die Handflächen schauen sich an.

- Heben und senken Sie nun den rechten Arm langsam mit der Kraft des oberen Rückens. Achten sie darauf, daß Schulter und Schulterblatt bewußt in Richtung Gesäß ziehen, die Stirn nach unten schaut und der Atem gleichmäßig fließt. Halten Sie den Arm einige Sekunden angespannt in der Luft und entspannen Sie dann wieder. **(47)**
- Üben Sie mit dem linken Arm, dann mit beiden Armen.
- *Variante:* Drehen Sie jetzt Ihre Hände so, als ob Sie ein Tablett tragen möchten, und wiederholen Sie die Übungen.
- *Variante:* Verschränken sie Ihre Hände hinter dem Kopf und ziehen Sie beide Ellenbogen hoch. Ziehen sie im Wechsel den rechten und linken Ellenbogen nach oben und schauen Sie hinterher. Nun können Sie noch das jeweils gegenliegende Bein kontrolliert mit anheben. Sie kräftigen damit den unteren Rücken. **(48)**

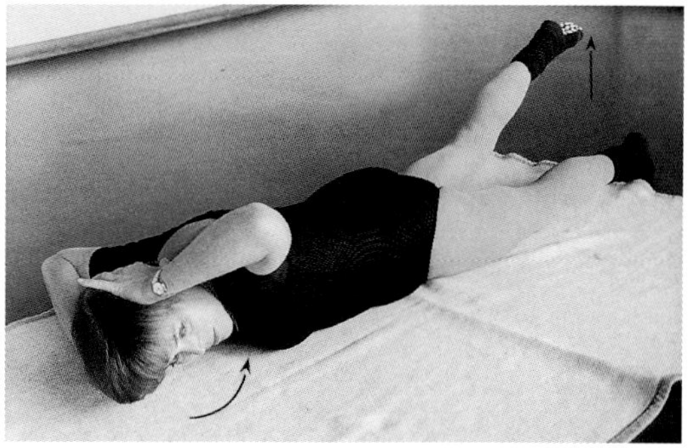

48

- *Variante:* Greifen Sie über Ihrem Kopf die Unterarme und versuchen Sie, sie zu heben.

Arm- und Rückenkräftigung

Legen Sie sich auf den Bauch und ziehen Sie Ihr linkes Bein gebeugt in Richtung Bauch hoch. Sie sollten dabei ein angenehmes Liegegefühl haben. Legen Sie nun Ihren linken Arm gewinkelt vor der Brust auf den Boden und strecken Sie den rechten Arm leicht gebeugt nach vorne aus. Heben und senken Sie nun den rechten Arm und Brustkorb so hoch es geht; dabei drücken Sie fest den linken Unterarm gegen die Unterlage. Sie spüren die Kraftübung durch den ganzen Körper. Wiederholen Sie mehr-

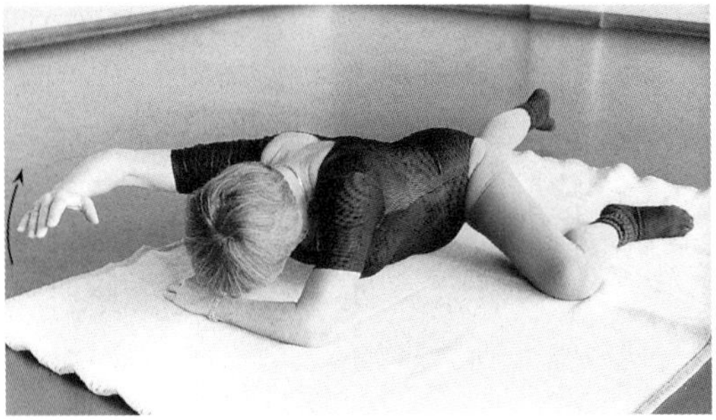

49

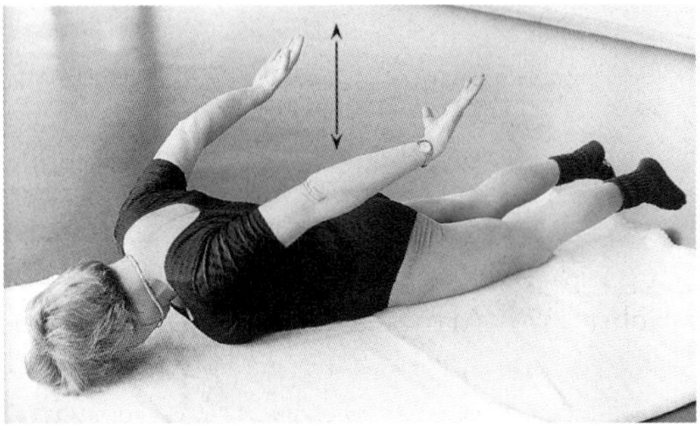

50

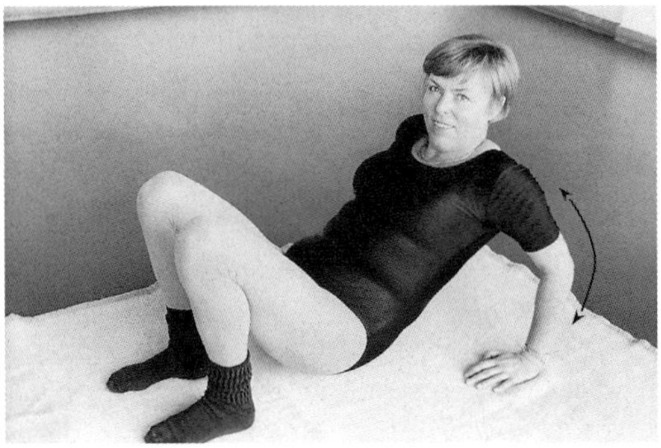

51

mals und halten Sie angespannt einige Sekunden in der Hochstellung. Wechseln Sie dann die Köperseite. Achten Sie auch hier immer auf den langen Nacken. **(49)**

Adlerschwingen

Sie legen sich auf den Bauch und strecken die Arme nach hinten aus; die Handflächen schauen nach oben. Heben Sie die Arme so hoch es geht, wippen Sie dann sanft und kontrolliert nach oben. Der Impuls sollte aus dem Oberarm kommen. **(50)**

- *Variante:* Drehen sie die Arme so, daß sich die Handflächen anschauen und wippen Sie sie kontrolliert mit dem Impuls aus dem Oberarm zusammen. Achten sie darauf, daß das Becken stabil bleibt und die Stirn nach unten zeigt. Spüren Sie der Kraft aus den Armen und Ihrem Rücken nach.

Liegestütz rücklings

Sie setzen sich hin, die Füße hüftbreit aufgestellt, und stützen die Hände unterhalb der Schultern auf, die Finger zeigen in Richtung Po. Wenn die Dehnung für das Handgelenk zu stark ist, stützen Sie sich auf Ihre Fäuste. Heben Sie nun das Gesäß an und beugen und strecken die Arme, ohne die Ellenbogen ganz durchzudrücken. Spüren Sie die Kraft im hinteren Oberarm, dem Trizeps und dem oberen Rücken. **(51)**

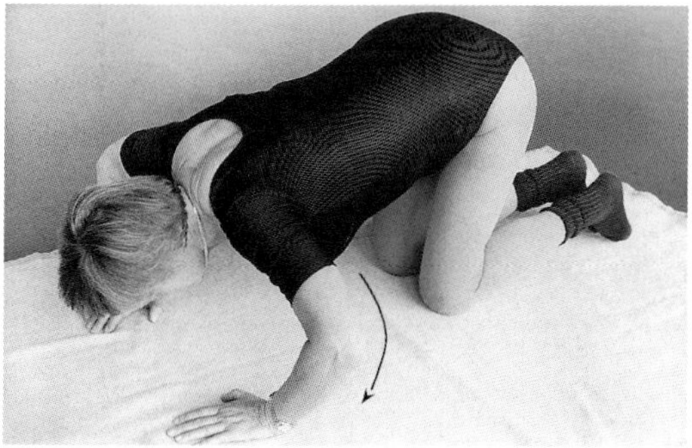

52

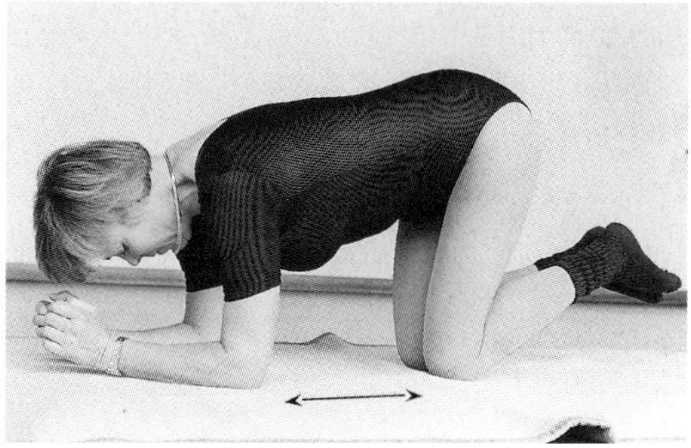

53

Liegestütz aus der Kniebank

Knien Sie sich so hin, daß der Po oberhalb der Knie ist, die Arme sind unterhalb der Schultern aufgestützt. Beugen und strecken Sie die Arme, drücken aber nie die Ellenbogen durch. **(52)**

- Üben Sie, indem die Finger nach vorne zeigen, dann zueinander und schließlich nach außen schauen.
- Wählen Sie verschiedene Impulse: mal von oben nach unten, dann von unten nach oben.
- Heben und senken Sie in verschiedenen Etappen.
- *Variante:* Verstärken Sie die kräftigende Wirkung für den ganzen Körper, indem Sie Ihre Knie etwas vom Boden lösen.

Ganzkörperkräftigung

Gehen Sie in die Kniebank, gestützt auf die Unterarme. Ziehen Sie kräftig Ihre Unterarme und Knie zusammen, die ihre Ausgangslage behalten. Sie spüren, wie die Kraft wächst in Armen, Schultern, Rücken, Bauch und Beinen. Halten Sie einige Sekunden die Spannung und atmen Sie ruhig.

- Heben sie Ihre Knie etwas hoch und wiederholen Sie das Zusammenziehen.
- Wippen Sie Ihre Knie in dieser Ausgangslage auf und ab, ohne sie am Boden abzulegen.
- Heben Sie nun Ihre Knie etwas vom Boden und schieben Sie Ihren Oberkörper vor und zurück. Verlagern Sie dabei Ihr Gewicht mal mehr auf die Unterarme, mal mehr auf die Beine. **(53)**

Diese Übungen eignen sich auch gut bei Osteoporose, da das ganze Knochengerüst mitbeteiligt ist.

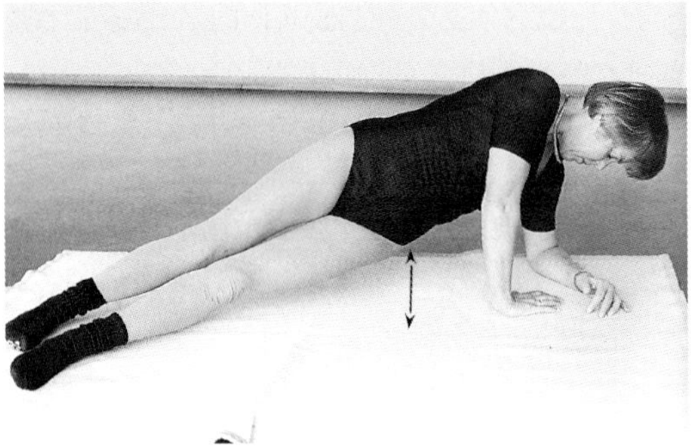

54

Becken-, Rumpf-, Arm- und Schulterkräftigung

Legen Sie sich auf die Seite und stützen Sie den Unterarm unterhalb der Schulter auf. Der Körper sollte lang und gespannt sein wie ein Brett. Die Beine sind lang gestreckt, das obere liegt hinten. Die freie Hand stützt am Boden auf. Heben und senken Sie nun Ihr Becken, wenn möglich ohne es abzulegen. Sie spüren der kräftigenden Wirkung im Becken- und Armschulterbereich nach und wechseln dann die Seite. **(54)**

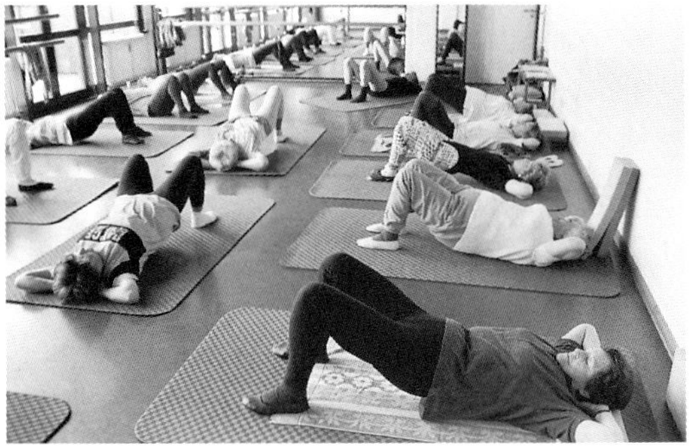

55

3. Kräftigung der Gesäß- und Beinmuskulatur

Schulterbrücke zur Gesäß- und Beinkräftigung

Legen Sie sich auf den Boden, die Hände unter den Kopf. Stellen Sie Ihre Füße hüftbreit und parallel so auf, daß sie exakt unter den Knien stehen. Heben und senken Sie nun Ihr Gesäß, spannen Sie beim Heben die Pomuskulatur und ziehen die Schließmuskeln nach innen hoch; beim Senken entspannen Sie wieder. **(55)**

- *Variante:* Ziehen Sie Ihre rechte Pobacke verstärkt mit der rechten Leiste nach oben; mehrmals nacheinander, dann links wiederholen.
- *Variante:* Bleiben Sie mit dem Gesäß oben und wippen Sie auf und ab, dann auch verstärkt rechts und links.
- *Variante:* Spielen Sie nun mit den Hüften

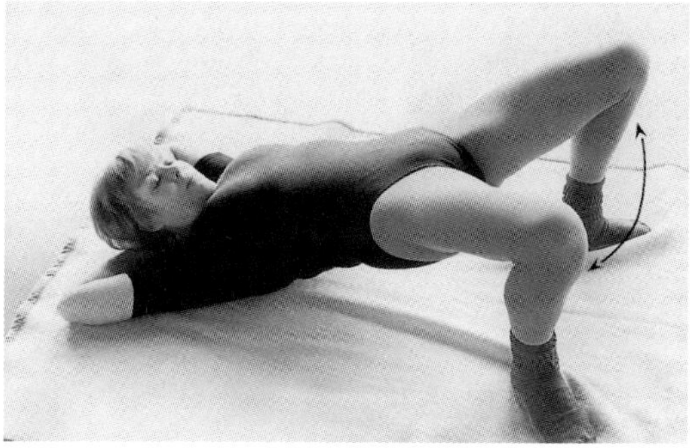

56

und Leisten „Pingpong"; dabei wippen Ihre Hüften abwechselnd auf und ab.

- *Variante:* Wiederholen Sie die obenstehenden Übungen mit weit gegrätschten Beinen, die Füße schauen dabei schräg nach außen, die Knie stehen exakt über den Füßen. **(56)**
- *Variante:* Schließen und öffnen Sie nun Ihre Oberschenkel, das Gesäß bleibt oben. Stellen Sie sich dabei vor, daß starke Gummibänder Ihre Innenschenkel zusammenziehen. Beim Schließen die Pomuskeln spannen, die Schließmuskel nach innen ziehen und beim Öffnen wieder bewußt entspannen.

Hängebrücke

Lesen Sie dazu erst das Kapitel über den Beckenboden Seite 95.

Legen Sie sich auf den Rücken, die Hände unter den Kopf und stellen Sie Ihre Füße geschlossen nah an das Gesäß. Lassen Sie erst Ihren Rücken entspannt in die Unterlage sinken. Spannen Sie nun Ihren Beckenboden an: Sie stellen sich vor, ein Bällchen in die Damm-Mitte zu ziehen und mit den Sitzbeinhöckern zu umklammern. Denken Sie sich nun Ihr Schambein zum Bauchnabel hochgezogen und rollen Sie nun Ihr Becken Wirbel für Wirbel hoch. Am höchstmöglichen Punkt lassen Sie nun Ihren Rücken wie eine Hängematte hängen. Nun aktivieren Sie Ihren Beckenboden und ziehen dabei Ihr Schambein Richtung Bauchnabel und entspannen wieder. Diese Übung wirkt kräftigend für das Gesäß, die Oberschenkel und vor allem dem Beckenboden. Daneben löst sie Verspannungen im Rückenbereich. Am Schluß der Übung rollen Sie Wirbel für Wirbel mit gespanntem Beckenboden, wieder ab, der, unten angekommen, wieder bewußt entspannt wird.

Schulterbrücke mit senkrechtem Bein-Lift

Legen Sie sich auf den Rücken, die Hände unter den Kopf. Stellen Sie die Füße hüftbreit auf, exakt unter den Knien. Heben Sie nun Ihr rechtes Bein in die Luft, so gebeugt, daß es sich bequem oberhalb des Bauches befindet. Heben und senken Sie nun Ihr Becken mit dem Bein so hoch es geht. Drücken Sie dabei fest mit der linken Fußsohle gegen den Boden und spüren Sie die

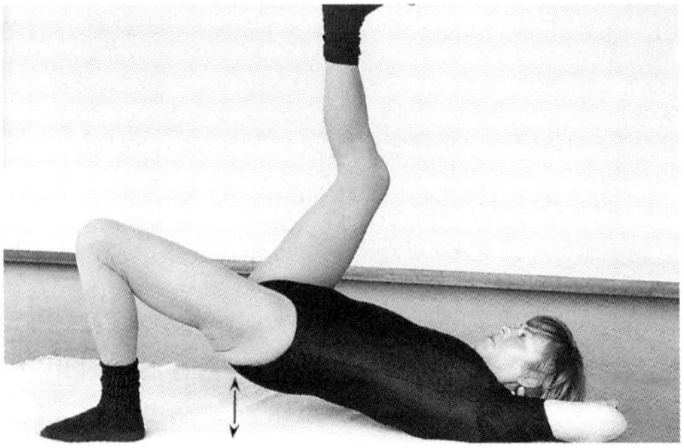

57

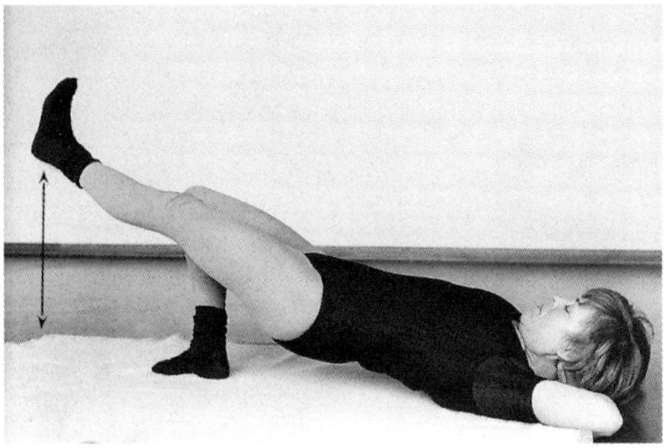

58

Kraft aus der Bein- und Gesäßmuskulatur. Bleiben Sie oben, halten Sie die Spannung einige Sekunden isometrisch und wippen Sie dann oben auf und ab. Legen Sie Ihr Becken wieder ab und schütteln dann Ihr linkes Bein in der Luft aus. Achten Sie auf eventuelle Wadenkrämpfe und unterbrechen Sie rechtzeitig die Übung. Dann zur anderen Seite wechseln. **(57)**

Schulterbrücke mit waagrechtem Bein-Lift

Legen Sie sich auf den Rücken, die Hände unter den Kopf. Stellen Sie die Füße hüftbreit auf, exakt unter den Knien. Heben Sie nun Ihr Becken möglichst so weit hoch, bis es eine waagrechte Linie mit der Wirbelsäule bildet. Strecken Sie Ihr rechtes Bein mit der Ferse in Verlängerung der Wirbelsäule und dem Becken vor. Versuchen Sie dabei, Ihr Becken ganz stabil zu halten, lassen Sie es nicht nach rechts unten sinken.

- Senken Sie nun langsam Ihr rechtes Bein Richtung Boden und heben es wieder hoch, bis sich die Oberschenkel in einer Linie befinden. Üben Sie mit Konzentration auf Ihre Beckenstellung, achten Sie auf mögliche Wadenkrämpfe und lockern Sie rechtzeitig. Spüren Sie die Kraft der bein- und beckenstabilisierenden Muskulatur. Wechseln Sie die Seite. **(58)**
- Versuchen Sie nun, Ihr gestrecktes Bein in Verlängerung der Wirbelsäule in der Waagrechten ein wenig nach rechts und links zu schieben. Achten Sie darauf, daß die Zehen immer nach oben schauen, und auf stabile Beckenstellung, so daß Sie nicht aus der Hüfte drehen. Wechseln Sie die Seite.
- Versuchen Sie nun Ihr gestrecktes Bein immer noch in Verlängerung der Wirbelsäule aus der Hüfte zu kreisen. Achten Sie darauf, daß Ihre Zehen immer nach oben

schauen, und auf stabile Beckenstellung. Wechseln Sie die Seite.

Beinschere in der Luft

Legen Sie sich auf den Rücken, die Beine zeigen nach oben, die Fäuste liegen unter dem erhöhten Gesäß – dies ermöglicht eine gute Rückenlage. Grätschen und schließen Sie nun Ihre Beine mit verschiedenen Fußstellungen: mit gestreckten Zehen, mit vorgeschobenen Fersen, mit vorgeschobenen Fersen und nach außen gestreckten Zehen, mit vorgeschobenen Fersen und nach innen gestreckten Zehen. Diese Varianten sprechen unterschiedliche Muskelgruppen und Hüftbewegungen an. Versuchen Sie die Beine gespannt zu halten. Wenn Sie das Augenmerk auf das Schließen richten, sich also vorstellen, daß starke Gummibänder die Innenschenkel zusammenziehen, werden diese verstärkt gekräftigt. Wenn Sie nun noch die Bauchmuskulatur ansprechen wollen, ziehen Sie beim Schließen der Beine gleichzeitig den Bauch nach innen und drücken den Rücken nach unten. **(59)**

- *Variante:* Kreuzen Sie Ihre Beine in der Luft mit den unterschiedlichen Ausgangstellungen der Füße. Auch hier können Sie den Impuls zum Schließen geben oder stärker die Bauchmuskulatur ansprechen.
- *Variante:* Grätschen Sie Ihre Beine in der Luft, einmal nachwippen, wieder kreuzen und grätschen; auch hier sind verschiedene Fußstellungen möglich.

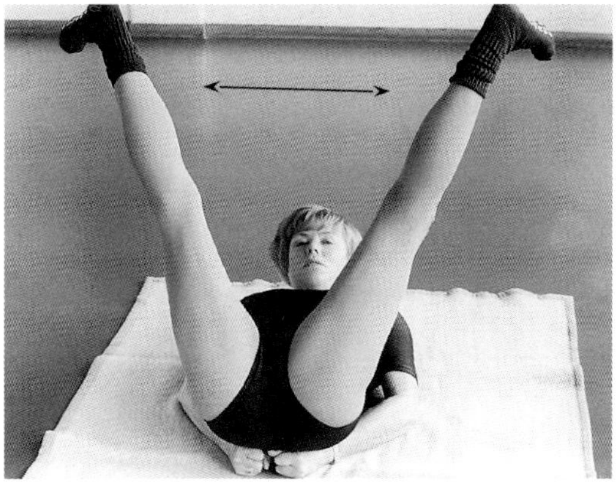

59

Beinkräftigung aus der Seitlage

Legen Sie sich auf die Seite auf den Oberarm und stützen Sie den Kopf, der bei Nackenschmerzen auch abgelegt werden kann. Strecken und spannen Sie sich erst in einer Linie. Beugen Sie nun das untere Bein aus dem Kniegelenk so, daß die beiden Oberschenkel aufeinanderliegen. Kontrollieren Sie nun erst Ihr stabiles Becken. Legen Sie dazu Ihren Mittelfinger in die obere Leiste und drücken diesen mit Ihrem oberen Hüftgelenk ein. Jetzt ist das Hüftgelenk vorgedreht. Drehen Sie nun das Hüftgelenk wieder auf und der Finger wird frei. Drehen Sie jetzt das Hüftgelenk wieder vor und halten Sie diese Stellung während der nächsten Übungen, die Hüfte sollte immer etwas schräg nach vorn Richtung Boden geneigt bleiben. Sie unterstützen diese Lage, wenn

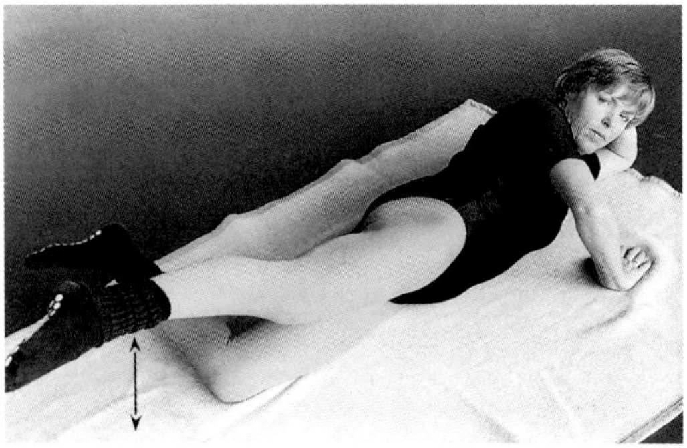

60

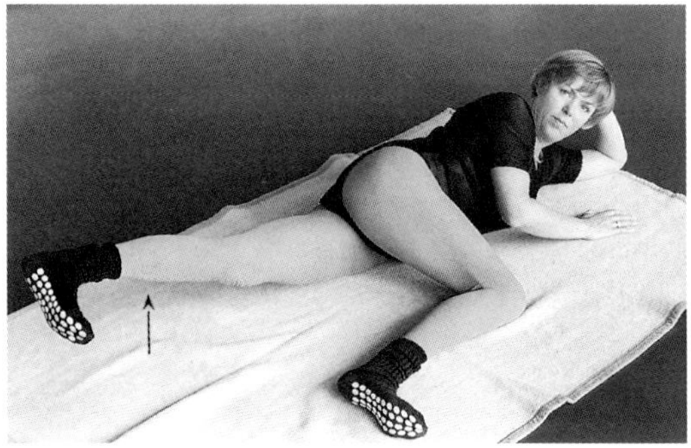

61

Sie die freie obere Hand auf den Boden setzen und einen Teil des Körpergewichtes an sie abgeben.

- Heben und senken Sie nun Ihr gestrecktes, gespanntes Bein. Kippen Sie nicht mit der Hüfte nach hinten. Strecken Sie dabei einmal die Zehen, ein andermal die Ferse vor. Wenn die Ferse etwas höher ist als die Zehen, haben Sie die richtige Beckenstellung. **(60)**
- Führen Sie nun Ihr oberes Bein soweit Richtung Brust, wie es Ihre rückwärtige Beindehnung erlaubt. Es muß nicht gestreckt sein. Heben und senken Sie Ihr oberes Bein in dieser Stellung mit vorgeschobener Ferse.
- Wippen Sie mit ihrem Bein zur Brust hin.
- Kreisen Sie Ihr Bein nach vorne in Richtung Brust.

Wechseln Sie die Körperseite.

Innenschenkel-Kräftigung aus der Seitlage

Legen Sie sich auf die Seite und stützen Sie Ihren Kopf. Das obere Bein liegt gebeugt vor dem Bauch auf dem Boden. Strecken Sie das unten liegende Bein aus der Hüfte lang mit der Ferse voraus. Heben und senken Sie nun das untere gestreckte, gespannte Bein mit der Innenschenkmuskulatur. Stellen Sie sich vor, daß starke Gummibänder es hoch ziehen, und versuchen Sie dabei, den Oberschenkel vom Boden zu lösen. **(61)**

- *Variante:* Diese Übung kann verstärkt aus dem Beckenboden heraus trainiert werden. Aktivieren Sie dabei den Beckenboden, in dem Sie ein Bällchen in die Damm-Mitte ziehen und die Sitzbeinhöcker klammern lassen. Dabei läuft die Beinspirale bis zur Ferse; beim Heben des Beines und Aktivieren des Beckenbodens zieht die Ferse Richtung Decke hoch und

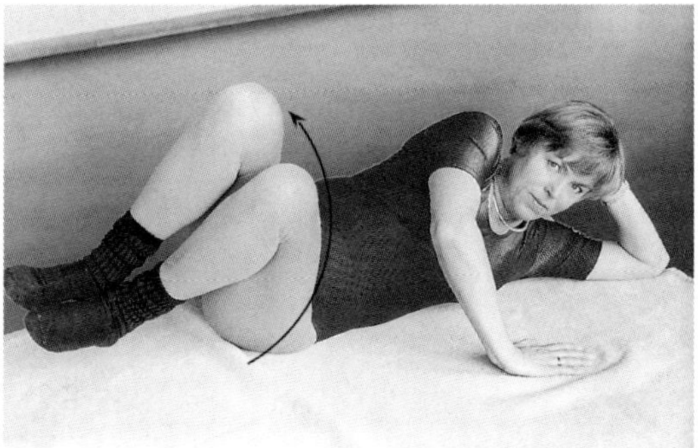

62

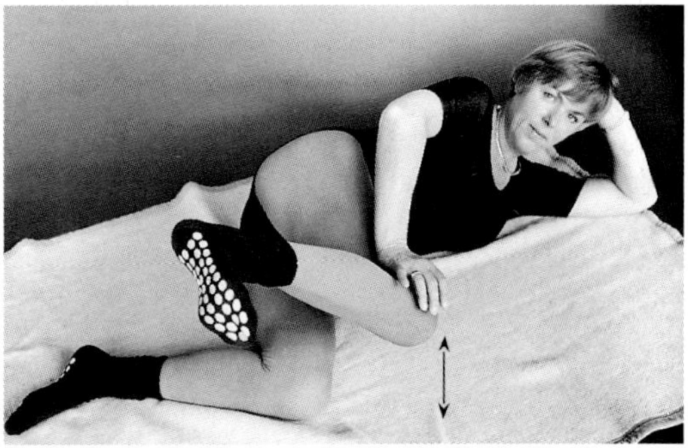

63

die Zehen schauen nach unten. Beim Senken entspannen Sie den Beckenboden wieder und das Bein sinkt mit der Ferse nach unten. Die ganze Aufmerksamkeit ist dabei auf den Beckenboden gerichtet.

Bein- und Gesäßkräftigung aus der Seitlage

Legen Sie sich auf die Seite, den Kopf aufgestützt. Ziehen Sie Ihre Beine so nahe wie möglich zum Bauch und stützen Sie Ihre obere freie Hand auf den Boden. Heben und senken Sie nun Ihre geschlossenen Beine so hoch es geht. Wenn die Beine gehoben werden, bewegt sich der Oberkörper nach unten in Richtung Boden und die Hand drückt verstärkt auf die Unterlage. **(62)**

- *Variante:* Sie ziehen Ihr oberes gebeugtes Bein näher zur Brust, legen den Handballen auf den Oberschenkel nahe am Knie und heben und senken dieses Bein mit dem Gegendruck der Hand rhythmisch auf und ab. Ist dies zu anstrengend, üben Sie ohne Gegendruck. Achten Sie auch hier darauf, daß das Becken nicht nach hinten kippt und sich die obere Hüfte nach unten dreht. Dies ist der Fall, wenn die Ferse etwas höher ist als das Knie. Die Bewegung sollte aus dem Hüftgelenk geschehen, nicht aus dem Kniegelenk. Schieben Sie daher die Ferse vor und spannen Sie die Wade an. **(63)**
- *Variante:* Variante: Drücken Sie Ihr Knie schräg nach unten Richtung Boden und drücken mit dem Handballen entgegen.
- *Variante:* Fassen Sie Ihren Oberschenkel von hinten, ziehen Sie ihn nah an den Bauch und beugen und strecken Sie in dieser Ausgangsstellung das Bein aus dem Kniegelenk heraus. Ziehen Sie dabei das Bein so weit in Richtung Brust, wie es die rückwärtige Beindehnung erlaubt.

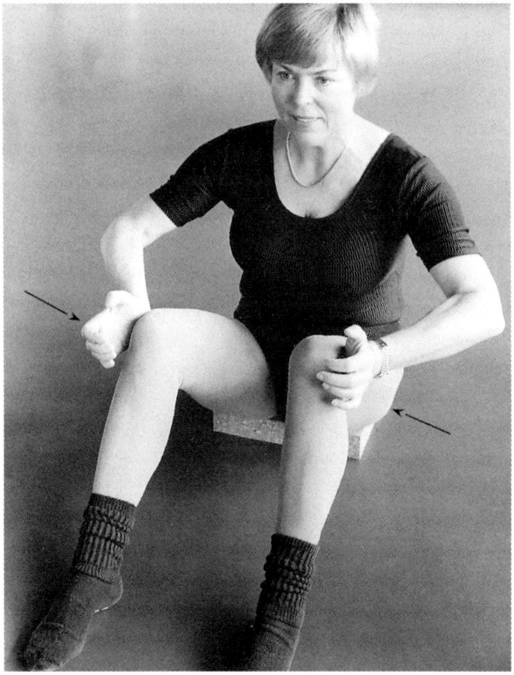

64

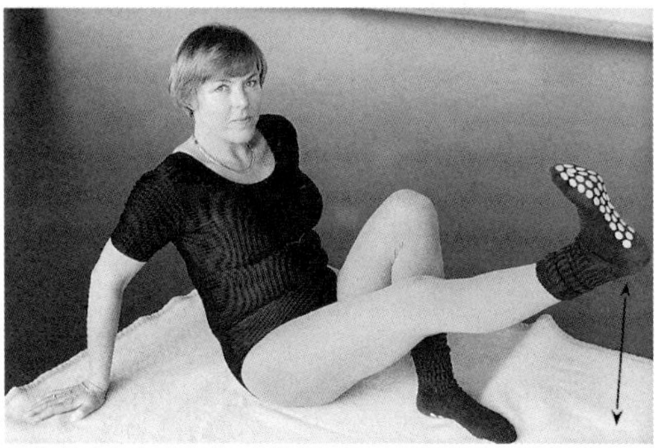

65

Isometrische Beinkräftigung aus dem Sitz

Setzen Sie sich hin und stellen Sie die Füße schulterbreit auf. Halten Sie Ihren Rücken rund und fallen Sie nicht in ein Hohlkreuz.

- Drücken Sie Ihre Hände fest an die Oberschenkel nahe den Knien, die zurückdrücken. Halten Sie die Spannung 10 Sekunden und spüren Sie der Kräftigung auf den Beinaußenseiten nach. **(64)**
- Drücken Sie nun Ihre Hände von innen an die Oberschenkel, die zurückdrücken. Halten Sie die Spannung 10 Sekunden und spüren Sie die Beininnenseiten.

Wiederholen Sie einige Male im Wechsel. Zusätzlich kräftigen diese Übungen auch die Schulter-, Arm- und Brustmuskulatur. Achten Sie auf gleichmäßige Atmung.

Beinkräftigung mit Bein-Lift im Sitzen

Setzen Sie sich und stützen Sie Ihre Hände bequem hinter dem Rücken ab. Stellen Sie Ihren linken Fuß auf und strecken das rechte Bein vor. Ideal ist es, wenn Sie Ihren Rücken mit erhobenem Brustbein gerade halten können.

- Heben und senken Sie langsam Ihr rechtes Bein auf und ab, mal mit gestreckten Zehen, mal mit vorgeschobener Ferse. **(65)**
- Wippen Sie nun das Bein mit vorschobener Ferse auf und ab, als ob Sie mit der Ferse einen Stempel drücken möchten.

- Kreisen Sie das Bein aus dem Hüftgelenk und achten Sie darauf, daß die Zehen dabei exakt nach oben schauen. Ändern Sie die Kreisrichtung.
- Beugen und strecken Sie nun das Bein aus dem Kniegelenk, wenn möglich mit vorgeschobener Ferse.
- Zeichnen Sie mit dem Bein ein „U", die Zehen schauen dabei nach oben.
- Schwingen Sie Ihr Bein nach außen und innen mit hochgestellten Zehen.

Lockern und entspannen Sie, wenn nötig, und wechseln Sie dann die Seite.
Bei den einzelnen Übungen spüren Sie die verschiedenen Oberschenkelmuskeln.

Innenschenkelkräftigung aus der Halbseitlage

Setzen Sie sich auf die rechte Poseite und stützen Sie Ihren rechten Unterarm auf. Stellen Sie Ihren linken Fuß auf und achten Sie darauf, daß das linke Knie gerade darüber steht. Spreizen Sie nun Ihr rechtes Bein so weit von der Matte weg wie möglich. Die rechte Fußaußenkante sollte parallel über dem Boden sein.

- Heben und senken Sie in dieser Position Ihr rechtes Bein mit der vorgeschobenen Ferse.
- Schwingen Sie Ihr Bein parallel zum Boden nach innen und nach außen.
- Beugen und strecken Sie das Bein aus dem Kniegelenk.
- Zeichnen Sie ein „U".

Lockern und entspannen Sie immer rechtzeitig und wechseln Sie dann die Seite.

Bein-Lift aus dem Kniestand

Um die Knie zu schonen, legen Sie die Matte doppelt oder ein Kissen darunter. Wenn Sie nicht knien können, stützen Sie sich stehend mit den Unterarmen auf einer Stuhllehne.
Sie knien sich hin, stützen die Unterarme, lassen den Kopf locker hängen und heben und senken Ihr rechtes gebeugtes Bein mit vorgeschobener Ferse auf und ab. Stellen Sie sich vor, Sie stemmen mit der Ferse ein Gewicht zur Decke. Achten sie darauf, daß die Oberschenkel möglichst eng geführt werden. Ihre rechte Hüfte sollte immer nach unten schauen und nicht aufgeklappt sein. So schonen Sie Ihren Rücken und die kräftigende Bewegung bleibt in der Muskulatur. Bleiben Sie nun mit dem Oberschenkel oben und wippen Sie diesen auf und ab; je höher Sie wippen, umso kräftiger arbeiten die Gesäß-und Oberschenkelmuskeln, jedoch nicht höher als das Gesäß. Es darf kein Hohlkreuz entstehen. Sollte es Ihnen in dieser Kopfhaltung schwindelig werden, schauen Sie etwas seitlich hoch. **(66)**

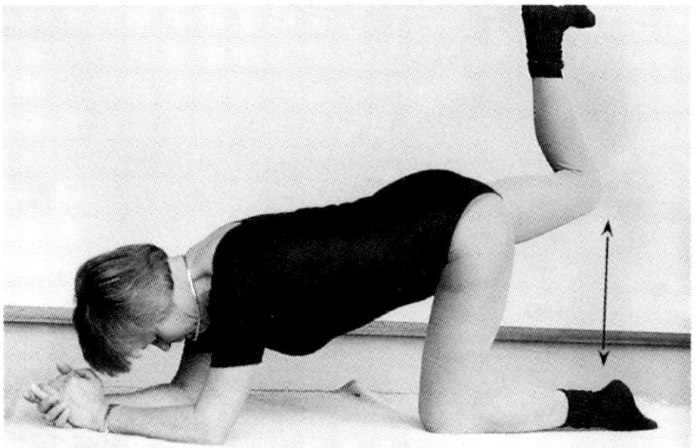

66

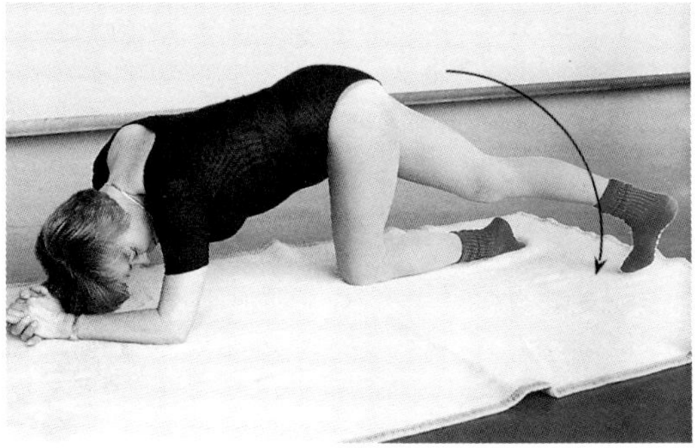

67

- *Variante:* Schieben Sie Ihr gebeugtes Bein wieder hoch, beim Absenken überkreuzen Sie diesmal das Knie hinter dem anderen Bein und schieben wieder hoch. Das Überkreuzen kräftigt die Innenschenkelmuskulatur.
- *Variante:* Diese Übungen können auch mit dem gestreckten und gespannten Bein kontrolliert ausgeführt werden.
- *Variante:* Halten sie Ihr gestrecktes rechtes Bein in der Waagrechten hoch und schieben Sie es wie einen Taktstock von rechts nach links.
- *Variante:* Tippen Sie Ihr rechtes Bein gestreckt und gespannt schräg nach links auf dem Boden auf. Schauen Sie über die linke Schulter dem Bein entgegen. **(67)**

Spüren Sie, wie Ihre Gesäß- und Oberschenkelmuskeln arbeiten. Lockern und entspannen Sie immer rechtzeitig und wechseln Sie dann die Seite.

Fußtanz

Setzen Sie sich bequem hin, stützen Sie Ihre Hände hinten ab. Sie erleichtern den Sitz, wenn Sie erhöht sitzen. Wenn Sie auf dem Stuhl sitzen, setzen Sie sich auf die vordere Stuhlkante und fassen Sie zur Stabilisierung die Sitzfläche an. Die folgenden Übungen kräftigen die Fuß- und Wadenmuskulatur und beugen Fußschwächen entgegen.

- Lassen Sie Ihre Fußballen stehen und wippen kräftig mit den Fersen auf und ab, erst mit beiden, dann die rechte und linke Ferse im Wechsel.
- Lassen Sie den Fußballen stehen, wippen Sie nur mit den Zehen hoch, erst mit beiden Füßen, dann mal rechts, mal links.
- Lassen Sie die Fersen stehen und wippen jetzt mit den Fußballen auf und ab, mal mit beiden, dann rechts und links im Wechsel.

- Heben Sie nun etwas die Füße hoch und tippen Sie im Wechsel Zehen und Fersen auf den Boden. Tippen Sie erst 1×, dann je 2×.
- Versuchen Sie gegenläufig zu arbeiten. Wenn die rechten Zehen tippen, tippt die linke Ferse und umgekehrt. Dies ist oft schwierig, weil dabei der Koordinations-Sinn sehr gefragt ist. Üben Sie trotzdem heiter und gelassen. **(68)**

Die nächsten Übungen bedürfen einiger Praxis, bis sie beherrscht werden, trainieren sie doch intensiv die ganze Fuß- und Wadenmuskulatur.

- Strecken Sie die Beine nach vorne aus und setzen Sie die Fersen auf. Rollen Sie jetzt fest die Zehen ein, als ob Sie damit einen Bleistift festhalten möchten. Schieben Sie in dieser Postition die Zehen soweit in Richtung Boden wie es geht. Unten angekommen, stellen Sie die Zehen extrem hoch Richtung Nase. Jetzt drücken die Fußballen vor. In dieser Postition ziehen Sie die hochgestellten Zehen Richtung Schienbein, rollen dann dort die Zehen wieder ein usw. **(69)**
- Drehen Sie dann die Bewegung um. Ziehen Sie die Füße Richtung Schienbein und stellen die Zehen hoch. Drücken Sie jetzt den Fuß mit dem Fußballen vor Richtung Boden. Jetzt rollen Sie wieder kräftig Ihre Zehen ein, halten einen Bleistift fest und ziehen so den Fuß wieder kräftig hoch, stellen dann die Zehen wieder hoch und schieben mit dem Fußbal-

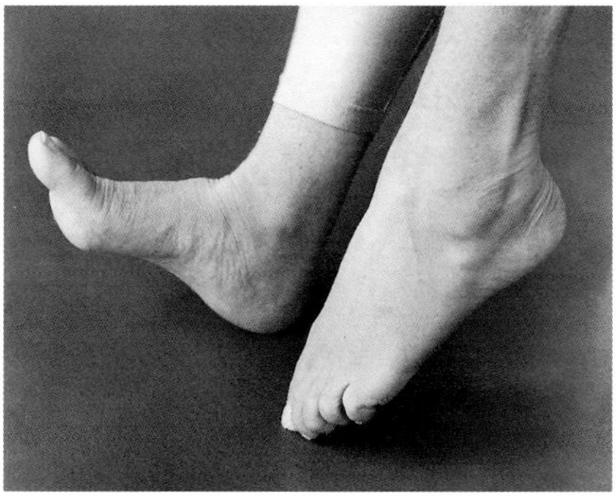

68

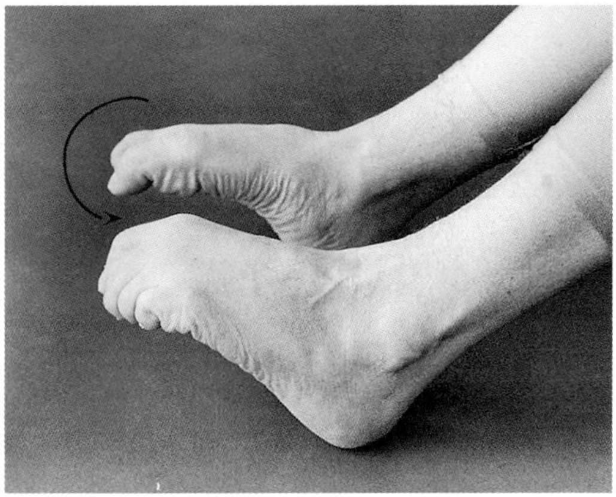

69

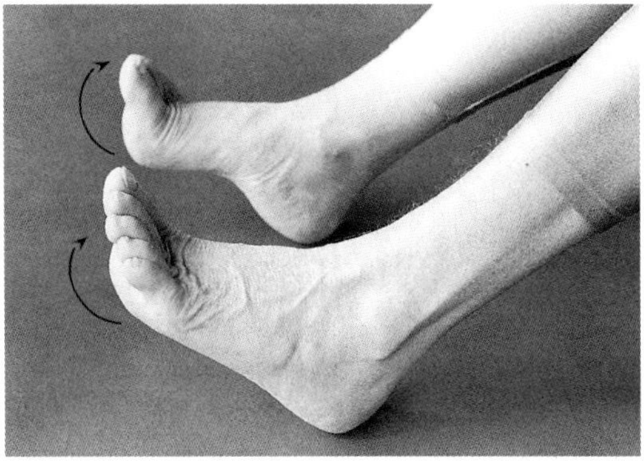

70

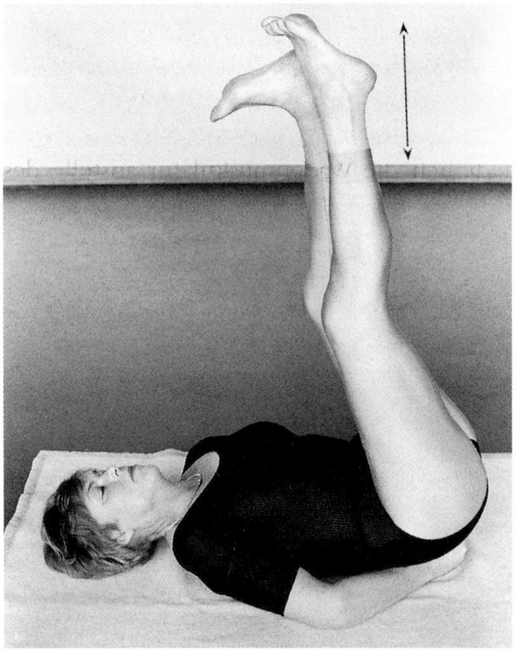

71

len vor. Anfangs mögen die Zehen vielleicht nicht gehorchen, aber Sie lernen es, wenn Sie üben. **(70)**

- Können Sie mit den Zehen Klavier spielen? Versuchen Sie es, Sie verbessern dadurch die Zehenbeweglichkeit.

Fußtanz in der Luft

Legen Sie sich auf den Rücken und heben die Beine in die Luft. Um bequemer liegen zu können, können Sie die Fäuste unter das Gesäß legen oder die Oberschenkel von hinten fassen. Achten Sie darauf, daß die leicht gebeugten Beine oberhalb des Bauches sind. Die folgenden Übungen kräftigen nicht nur die Fuß-und Wadenmuskulatur, sondern verbessern auch die Beweglichkeit in den Fuß- und Zehengelenken und fördern den venösen Rückfluß. Achten Sie darauf, daß die Bewegungen immer aus dem Fußgelenk geschehen und nicht vom Knie- oder Hüftgelenk übernommen werden. Lockern Sie immer rechtzeitig aus, bevor sich ein Krampf ansagt.

- Halten Sie Ihre Beine in der Luft, wie oben beschrieben und bewegen Sie Ihre Füße kräftig pumpend aus dem Fußgelenk heraus auf und ab. **(71)**
- Bewegen Sie Ihre Füße wie ein Scheibenwischer aus dem Fußgelenk heraus hin und her.
- Kreisen Sie aus dem Fußgelenk in beide Richtungen.

- Versuchen Sie aus dem Fußgelenk heraus eine liegende Acht zu zeichnen, mal in die gleiche Richtung, mal gegengleich. Letzteres will gut geübt sein und stärkt Ihren Koordinationssinn.
- Schieben Sie die Ferse Richtung Decke, die Zehen schauen die Nase an. Versuchen Sie, den Fuß aus dem Fußgelenk heraus so zu kippen, daß sich einmal die Fußsohlen anschauen und dann voneinander wegschauen. Diese Variante ist sehr anstrengend und wird gern von der Hüfte oder dem Knie übernommen.
- Die oben genannten Übungen werden deutlich verstärkt, wenn sie einmal mit eingerollten, das andere Mal mit aufgestellten Zehen ausgeführt werden, wie bei der vorletzten Variante des Fußtanzes (Abb. 69 und 70) angegeben.

Raupengang

Setzen Sie sich auf den Boden oder auf einen Stuhl und versuchen Sie, sich mit Ihren Zehengrundgelenken wie eine Raupe fortzubewegen. Sie ziehen die gestreckten Zehen immer wieder kräftig an, der restliche Fuß rutscht dann nach usw. Versuchen Sie nun zurückzukrabbeln. Sie ziehen die Zehen an und drücken sich mit den Zehengrundgelenken zurück. Dies ist um einiges schwieriger. Wenn Sie sich stehend, vielleicht barfuß auf einem Teppich, fortbewegen wie eine Raupe, ist es noch anstrengender. Diese Fußbewegungen helfen bei allen durchgetretenen Füßen, regen den Kreislauf an, wärmen die Füße und machen geistig frischer.

Kräftigung der Fußballen-Muskulatur

Sie stellen sich rückwärts auf die Stufe einer Treppe oder Leiter, wobei nur der Vorderfuß, der Fußballen aufliegt, und halten sich am Geländer fest. Nun senken Sie langsam die Fersen, bis sich die Achillessehnen dehnen, bleiben einigen Sekunden unten und heben dann die Fersen wieder bis zur Waagrechten. Wiederholen Sie die Übung etwa 20× und achten Sie dabei darauf, daß sich die Zehen nicht verkrampfen. Wenn Sie die Fersen höher heben als bis zur Stufe, wird lediglich die Wadenmuskulatur anstelle des Vorderfußes gekräftigt.

Die Übung bringt bei regelmäßigem Training Linderung oder sogar Heilung bei fast allen Fußproblemen und -deformationen, wie Senk-, Spreiz-, Knick-, Hohl- und Plattfüße, besonders aber auch bei Hallux valgus (Abweichung der Großzehe zur Seite hin) und bei Hammerzehen (Krallenzehen, die sich nicht mehr strecken können). Auch Schwielen und Hornhautverdickungen weisen auf ein schwaches Vorderfuß-Quergewölbe hin. Ein muskulär kräftiges Vorderfuß-Quergewölbe wirkt beim Abrollvorgang wie ein Stoßdämpfer und schützt so alle Gelenke der Beine und auch die Wirbelsäule.

Stretching – Dehnungsübungen für verspannte und verkürzte Muskulatur und zur Erhöhung der Gelenkigkeit

Dehnungsübungen verbessern und erhalten die Beweglichkeit der Gelenke. Diese hängt vor allem von der Elastizität der sie umgebenden Muskeln und Sehnen ab. Dehnungen sind sanft und lassen sich individiuell jeder Gelenkigkeit und Muskelspannung anpassen. Man dehnt optimal, wenn man an die Grenze des Schmerzes geht. Dehnungen läßt man geschehen und erzwingt sie nicht. Mit der Zeit bekommt man ein besseres Körpergefühl und beginnt, diese Übungen zu genießen. Ruhige Musik senkt die Muskelspannung und erleichtert das Dehnen. Die Dehnung sollte 10 bis 15 Sekunden gehalten und mehrmals wiederholt werden. Es ist wichtiger, die Aufmerksamkeit auf das eigene Wohlbefinden als auf die Zeit zu lenken.

1. Nackenbereich

Nackenmuskulatur

Stellen oder setzen Sie sich aufrecht hin, lehnen Sie sich an die Stuhllehne oder im freien Sitz ein wenig zurück. Fassen Sie mit Ihren Händen den Hinterkopf und lassen das Kinn auf das Brustbein sinken. Rollen Sie nun die Halswirbelsäule Wirbel für Wirbel ein. Wenn Sie eine leichte Dehnung im hinteren Nacken spüren, können Sie sie mit einem leichten Zug der Hände verstärken. Ziehen Sie dabei entspannt die Schultern nach unten, atmen Sie ruhig und halten einige Sekunden lang die Spannung. **(72)**

- *Variante:* Sie halten Ihren Hinterkopf, setzen sich aber mit rundem Rücken hin. Rollen Sie wieder Wirbel für Wirbel ab und stellen Sie sich vor, Ihre Ellenbogen möchten zwischen die Knie – die Schultern ziehen trotzdem nach unten. Je tiefer Sie rollen, desto mehr läuft die Dehnung vom Nacken in den oberen Wirbelsäulen-Bereich. Halten Sie einige Sekunden und atmen Sie ruhig. Nach einer Weile kann die Dehnung mit sanftem Zug verstärkt werden.

Seitliche Halsmuskulatur

Stellen oder setzen Sie sich aufrecht und fassen Sie mit der linken Hand über den Kopf zum gegenüberliegenden rechten Ohr. Ziehen Sie erst den Nacken lang, das Kinn geht ein wenig nach innen. Ziehen Sie nun das linke Ohr auf die linke Schulter und schieben Sie das freie rechte Ohr Richtung Decke. Wenn die freie rechte Schulter nach unten zieht, wird die Dehnung verstärkt. Achten Sie darauf, daß auch die linke Schulter unten bleibt und sich das Kinn nie vorschiebt. Halten Sie einige Sekunden und atmen Sie ruhig. **(73)**

- *Variante:* Sie schauen jetzt mit dem Gesicht nach unten, drehen den Kopf wieder nach links und stellen sich vor, Ihr Kinn zieht nach rechts oben. Wenn die rechte freie Schulter nach unten zieht, wird die Dehnung verstärkt. Halten Sie einige Sekunden und atmen Sie ruhig. Wechseln Sie dann die Seite.

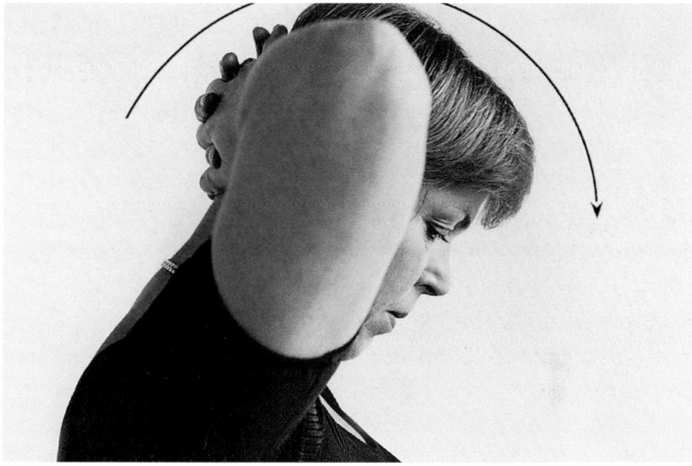

72

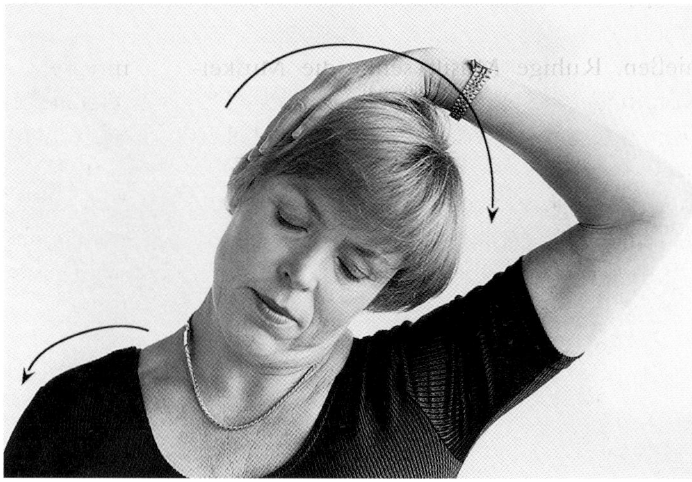

73

2. Schulter-Arm-Bereich

Arm- und Schulterbereich im Stehen mit Handstütz

Stellen Sie sich an eine Wand und legen Sie Ihre rechte Hand in Schulterhöhe so an, daß Ihre Finger nach hinten schauen. Drehen Sie nun Ihren ganzen Körper nach links, mit den Füßen beginnend, und schauen Sie über die linke Schulter nach unten, bis Sie eine angenehme Dehnung vom rechten Handgelenk den Innenarm aufwärts bis in die rechte Brustkorbseite spüren. Verstärken Sie jetzt die Dehnung, in dem Sie bewußt die Handwurzel und die Fingergrundgelenke vom Zeigefinger beginnend gegen die Wand drücken, und öffnen Sie noch mehr Ihre rechte Brustkorbseite. Halten Sie 10 bis 15 Sekunden lang und atmen Sie ruhig. Wechseln Sie die Seite. **(74)**

Diese Dehnung hilft Ihnen, der häufig vorgebeugten Fehlhaltung und dem daraus resultierenden Rundrücken entgegenzuwirken.

Schulter-Arm-Bereich mit beidseitigem Handstütz

Stellen Sie sich mit leicht gegrätschten Beinen vor eine Wand oder auf einen Tisch und stützen Ihre Hände so, daß der Oberkörper waagrecht ist und die Füße senkrecht unter dem Gesäß stehen, die Knie aber locker bleiben. Schieben Sie nun erst die Arme aus den Schultern, rollen dann ein wenig die Achselhöhlen nach oben Richtung Decke und lassen jetzt entspannt den Schultergürtel nach unten sinken. Stellen Sie sich vor, jemand drückte sanft zwischen die Schulterblätter und läßt so Ihren Brustkorb weiter nach unten sinken. Halten Sie 10 bis 15 Sekunden, atmen Sie ruhig und spüren Sie der Dehnung nach. **(75)**

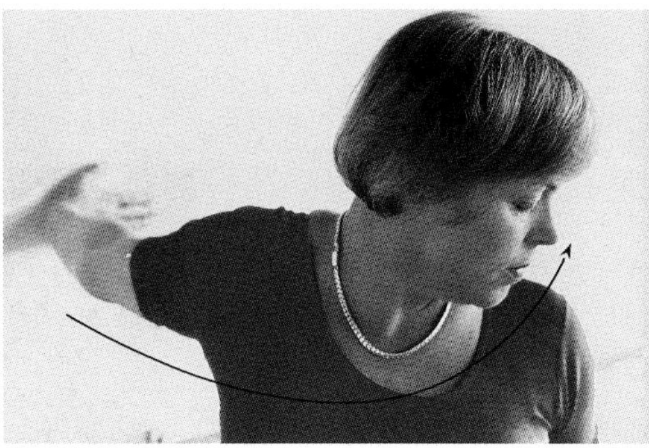

74

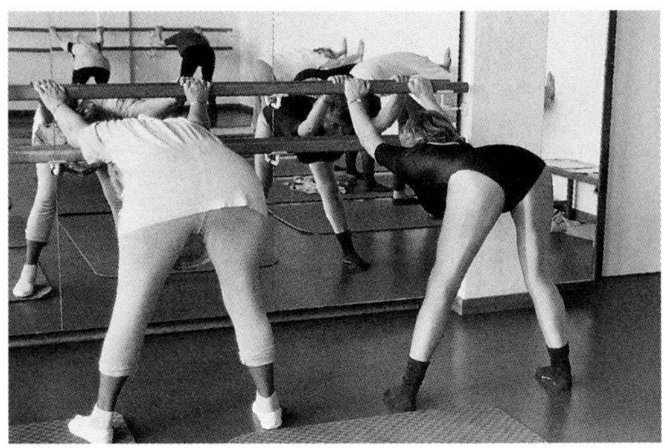

75

- *Variante:* Ziehen Sie verstärkt die rechte und linke Achselhöhle nach unten.
- *Variante:* Legen Sie die Hände aufeinander, beugen die Knie stärker und stellen Sie sich vor, Sie schieben Ihr Brustbein in Richtung Fußbodenleiste.

Auch diese Dehnung arbeitet der Fehlhaltung entgegen und sollte bei Rundrücken regelmäßig praktiziert werden.

Schulter-Arm- und Brustkorb-Bereich aus der Kniebank

Sie knien sich hin und stützen Ihre gestreckten Arme vorne ab, so daß sich Ihr Gesäß über den Knien befindet. Ziehen Sie nun erst die Arme aus den Schultern und lassen dann entspannt Ihren Brustkorb nach unten sinken. Sie können die Übung verstärken, wenn Sie Ihre Finger aufstellen. Halten Sie die Dehnung 10 bis 15 Sekunden und atmen Sie ruhig. **(76)**

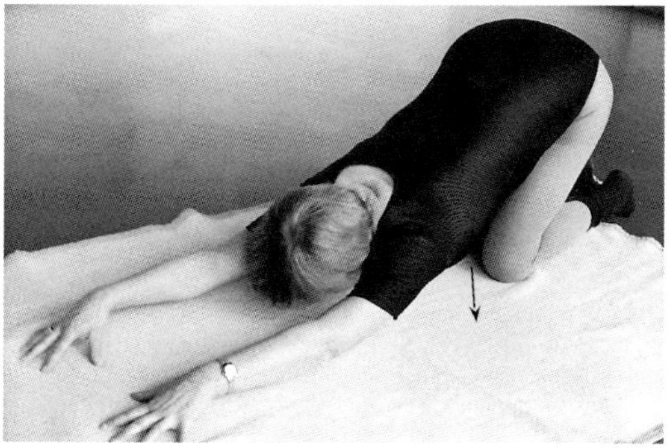

76

- *Variante:* Ziehen Sie verstärkt die rechte und linke Achselhöhle nach unten.
- *Variante:* Sie legen Ihren rechten Unterarm quer unterhalb der Brust auf, schieben den linken Arm nach und nach vor, lassen die linke Hand gestützt stehen und ziehen nun den Oberkörper nach hinten. Mit diesem Längszug lassen Sie die linke Achselhöhle mit der linken Brustkorbseite nach unten sinken. Halten Sie 10 bis 15 Sekunden, atmen Sie ruhig und wechseln dann die Seite. Spüren Sie der Dehnung vom Innenarm über den Schulterbereich bis in den vorderen Brustkorb nach. Sie dehnen damit auch die Zwischenrippenmuskeln, die beim Atmen Ihren Brustkorb bewegen.
- *Variante:* Lassen Sie Ihre Hände vorne stehen, wandern mit Ihnen dann nach schräg links und stellen die rechte Hand eine Handlänge weiter vor. Ziehen Sie nun erst Ihren rechten Arm aus der Schulter, den Oberkörper nach hinten und lassen dann den rechten Arm mit dem Oberkörper entspannt nach unten sinken. Sie spüren jetzt die Dehnung in den seitlichen Brustkorb mit den Zwischenrippenmuskeln. Halten Sie die Dehnung 10 bis 15 Sekunden, verstärken Sie etwas und wechseln dann die Seite.

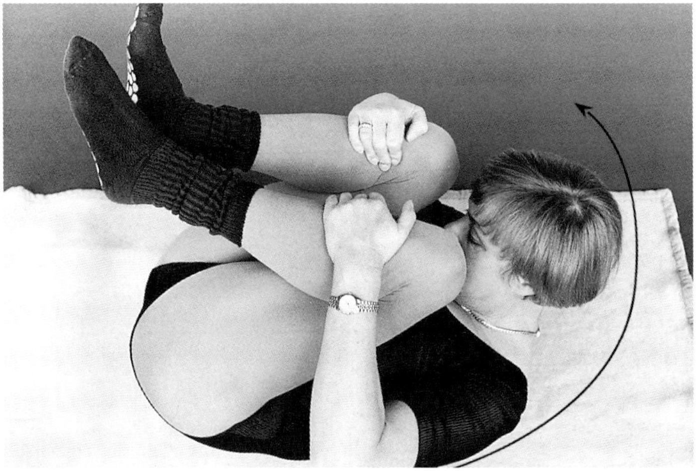

77

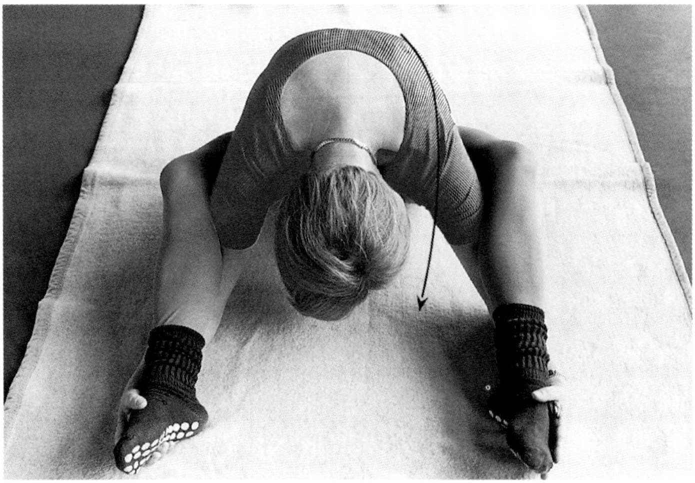

78

3. Rumpfmuskulatur

Rolle – Rückendehnung im Liegen

Legen Sie sich auf den Rücken und ziehen Sie die Beine mit den Händen hüftbreit so nah an den Körper wie möglich. Heben Sie nun den Kopf, rollen Sie ihn zwischen Ihre Knie und spüren Sie die Dehnung vom Nacken in den Rückenbereich. Diese Ausgleichsübung empfiehlt sich immer nach Rückenkräftigungsübungen oder Übungen in der Bauchlage. Halten Sie 10 bis 15 Sekunden und atmen Sie ruhig. Achten Sie darauf, die Schultern nach unten zu ziehen. **(77)**

Die Dehnungen für die Rumpfmuskulatur, zu der der Rücken, die Flanken und die Bauchseite gehören, halten die Muskeln, die die Wirbelsäule umgeben, elastisch und sorgen für eine gute Versorgung der Bandscheiben.

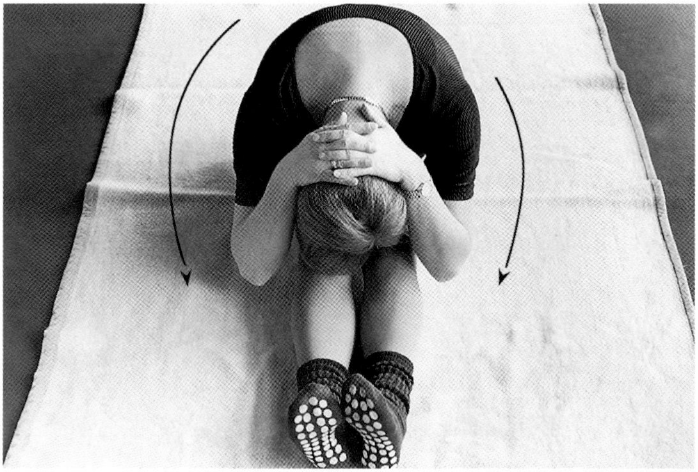

79

Rückendehnung im Grätschsitz

Setzen Sie sich mit leicht gegrätschten und gebeugten Beinen hin und fassen Sie von innen unter den Beinen durch Ihre Fußriste. Rollen Sie nun langsam Wirbel für Wirbel vom Nacken beginnend den Oberkörper nach unten. Je tiefer der Kopf kommt, deso mehr spüren Sie die Dehnung in die tiefe Rückenmuskulatur entlang der Wirbelsäule. Wenn Sie die Schultern bewußt nach unten ziehen, dehnen Sie den Schultergürtel mit. Halten Sie die Dehnung 10 bis 15 Sekunden und atmen Sie ruhig. **(78)**

Rückendehnung im Langsitz

Setzen Sie sich mit langen Beinen hin. Fassen Sie Ihren Hinterkopf und rollen Sie den Nacken und Brustkorb Wirbel für Wirbel ab. Ziehen Sie an den Schultern und nicht am Hinterkopf. Halten Sie die Dehnung 10 bis 15 Sekunden und atmen Sie ruhig. Stellen Sie sich vor, Ihre Ellenbogen wollen Richtung Boden. Spüren Sie die Dehnung über den ganzen Rücken- und Schulterbereich. **(79)**

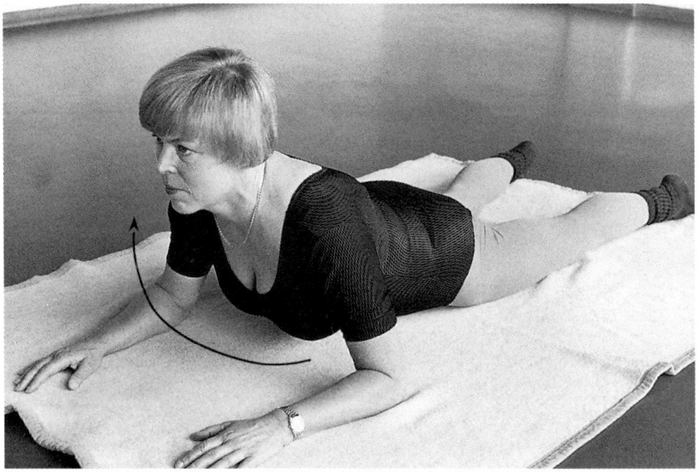

80

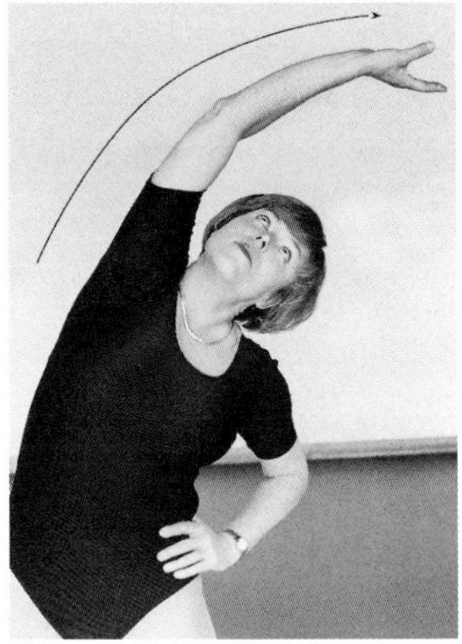

81

Sphinx – Vordere Rumpfmuskulatur

Legen Sie sich auf den Bauch und stützen Sie Ihre Unterarme schulterbreit vor den Schultern auf. Spannen Sie jetzt Ihre Pomuskeln an und ziehen Sie das Steißbein nach innen. Rollen Sie sich nun Wirbel für Wirbel vom Steißbein ausgehend in einem Bogen nach oben. Sie schieben das Brustbein vor, lassen die Schultern unten und blicken geradeaus. Diese Haltung dehnt die Bauchorgane und komprimiert die rückwärtigen Organe, vor allem das Rückenmark. Den Bandscheiben tut diese Gegenbewegung gut. Der Übung wird eine Heilwirkung bei vielen organischen Funktionsstörungen zugeschrieben. Halten Sie die Dehnung 10 bis 15 Sekunden und entspannen Sie wieder. Wiederholen Sie dreimal. Wenn Sie ein gutes Gefühl dabei haben, können Sie mit nachfolgender Übung verstärken. **(80)**

- *Variante:* Kobra: Sie stellen Ihre Hände schulterbreit vor den Schultern auf und dehnen wie oben beschrieben.

Beenden Sie die Übung mit einer Rückenrolle oder dem Katzenbuckel.

Dreieck-Flankendehnung

Sie stellen sich gegrätscht hin, spannen die Po- und Bauchmuskulatur, ziehen das Steißbein ein und halten so das Becken stabil. Stützen Sie Ihre linke Hand in die Hüfte und schieben Sie Ihren rechten Arm gestreckt nach oben. Strecken Sie die Wirbelsäule nach oben. Beugen Sie nun ganz fron-

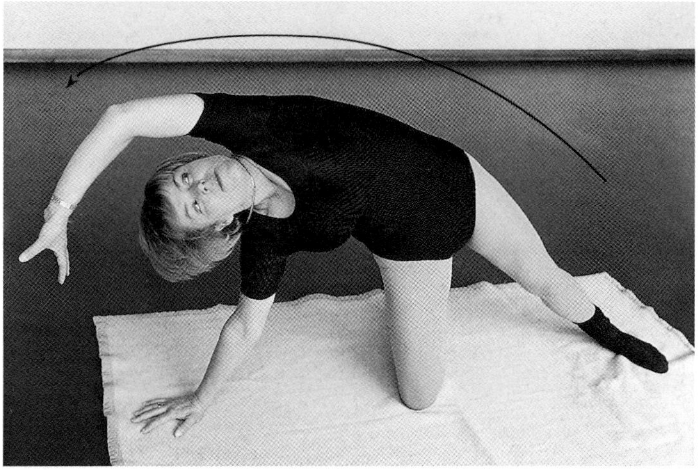

82

tal Ihren Oberkörper nach links. Stellen Sie sich vor, Ihr rechter Arm zieht etwas hinter dem Kopf nach schräg oben. Achten Sie darauf, daß die linke Schulter mit der rechten in einer Linie bleibt und nicht nach hinten ausweicht. Verstärken Sie nun die Dehnung, in dem Sie den Daumen der rechten Hand über eine Spiralbewegung in Richtung Kleinfinger rollen, bis die Handfläche zur Decke schaut. Ziehen Sie bewußt Ihre rechte Hüfte nach unten. Sie halten die Dehnung 10 bis 15 Sekunden, atmen ruhig und wechseln die Seite. Lassen Sie anschließend Ihren Oberkörper entspannt nach unten hängen. **(81)**

Flankendehnung aus der Kniestellung

Sie knien sich auf das rechte Knie, stellen Ihr linkes Bein in einer Linie gestreckt auf, und stützen ebenso in einer Linie Ihre rechte Hand auf. Ziehen Sie nun Ihren linken Arm über den Kopf in die Länge. Schieben Sie dabei Ihre linke Hüfte so weit vor, bis sie mit Rumpf und Arm eine Linie bildet. Sie halten die Dehnung 10 bis 15 Sekunden, atmen ruhig und wechseln dann die Seite. Die Dehnung spüren Sie in der gesamten seitlichen Rumpfmuskulatur. **(82)**

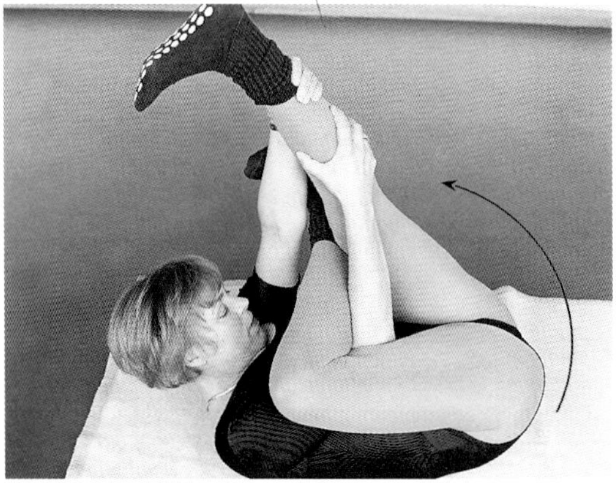

83

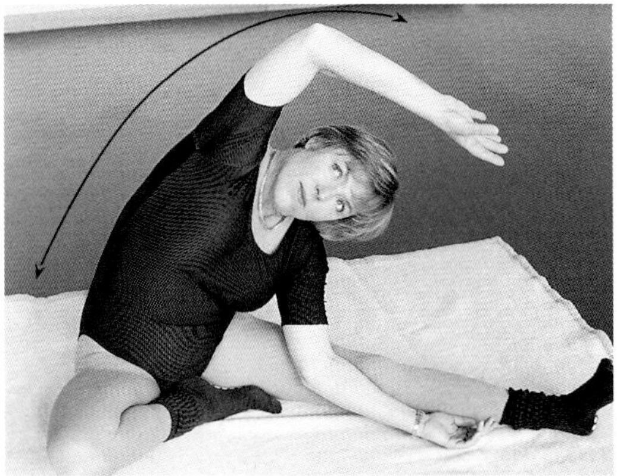

84

Dehnung der Hüftmuskulatur
Legen Sie sich auf den Rücken und legen Sie Ihre Arme entspannt nach hinten. Sie nehmen nun die gebeugten Beine hoch und legen Ihr rechtes Fußgelenk quer vor den linken Oberschenkel. Drücken Sie Ihr gebeugtes linkes Knie gegen das quergestellte rechte Fußgelenk. Je näher die Beine Richtung Brust kommen, desto intensiver spüren Sie den Zug über die rechte Hüft- und seitliche Oberschenkelmuskulatur. Im unteren Rückenbereich spüren Sie eine angenehme Entspannung. Halten Sie die Dehnung 10 bis 15 Sekunden, atmen Sie ruhig und wechseln die Seite.

Verstärkte Dehnung der Hüftmuskulatur
Sie legen sich auf den Rücken, nehmen die gebeugten Beine hoch und legen Ihr rechtes Fußgelenk quer über den linken Oberschenkel. Greifen Sie nun mit den beiden Händen Ihren linken Oberschenkel; der rechte Arm faßt durch die Beine durch, der linke Arm greift von außen. Ziehen Sie nun Ihren linken Oberschenkel Richtung Brust. Sie können die Dehnung verstärken, wenn Sie den Kopf heben und das linke Bein strecken. Halten Sie 10 bis 15 Sekunden, atmen Sie ruhig und wechseln die Seite. **(83)**

Dehnung der Körperseiten und der Hüften

Setzen Sie sich mit gegrätschten Beinen hin. Legen Sie Ihren rechten Fuß, wenn möglich mit dem Fußrist vor den linken Innenschenkel. Wenn Sie Ihr Knie nicht beugen können, stellen Sie das rechte Bein auf. Sitzen Sie, wenn notwendig, erhöht. Sie strecken sich aus der Taille nach oben und neigen dann Ihren Oberkörper seitlich zum linken Bein. Schieben Sie den rechten Arm nach oben lang und legen den linken Unterarm auf das linke Bein. Sie ziehen den rechten Arm weit nach links, drehen dann den Daumen in Richtung Kleinfinger, bis die Handfläche Richtung Decke schaut. Versuchen Sie, den Oberkörper ein wenig zur Decke hin aufzudrehen. Gleichzeitig bemühen Sie sich, das rechte Gesäß und die rechte Hüfte Richtung Boden zu ziehen. Sie spüren dabei die Verkürzungen im Becken- und Hüftbereich. Sie halten die Dehnung 10 bis 15 Sekunden, atmen ruhig und wechseln die Seite. **(84)**

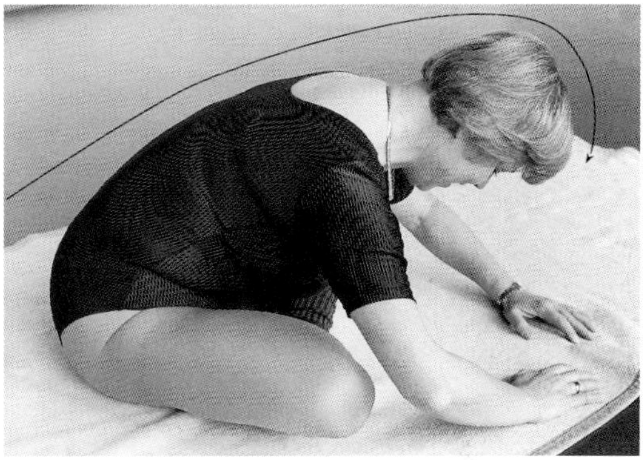

85

Schneidersitz-Dehnung des unteren Rückens und der Hüften

Setzen Sie sich – wenn notwendig erhöht – mit angewinkelten Knien hin und legen Sie das rechte vor das linke Bein. Strecken Sie sich aus der Hüfte lang und beugen Sie nun den Oberkörper aus der Hüfte nach vorne. Lassen Sie sich Zeit. Sie beugen den Oberkörper in Richtung linker Oberschenkel und ziehen bewußt das rechte Gesäß und die rechte Hüfte nach unten. Sie spüren eine verstärkte Dehnung im rechten Hüftbereich und im rechten unteren Rücken. Halten Sie die Dehnung jeweils 10 bis 15 Sekunden, atmen Sie ruhig und wechseln Sie dann die Seite. **(85)**

Dehnung des vorderen Oberschenkels und der Hüftbeugemuskulatur

Stellen Sie Ihr rechtes Bein gebeugt auf, den Fuß unter das Knie. Stützen Sie sich mit beiden Händen innerhalb des rechten Knies auf. Schieben Sie Ihr linkes Bein nach hinten, wenn möglich, auf dem Fußrist. Wenn Sie zu Krämpfen neigen, stellen Sie die Zehen auf. Lassen Sie Ihre linke Hüfte entspannt in Richtung Boden sinken. Lassen Sie sich Zeit. Je weiter Ihr linkes Bein nach hinten rutscht, desto größer wird die Dehnung von Hüftbeuger und Oberschenkel. Die Dehnung kann noch verstärkt werden, wenn Sie sich das Schambein in Richtung Bauchnabel hochdenken. Sie halten die Dehnung 10 bis 15 Sekunden, atmen ruhig und wechseln dann die Seite. (Wenn Sie nicht mehr knien können, empfiehlt sich die nächste Übung.)

Eine verminderte Dehnung dieser Muskelgruppe kann den Lendenwirbelbereich bei schwacher Bauchmuskulatur falsch belasten. Darum sollte diese Übung regelmäßig ausgeführt werden. **(86)**

Dehnung der Hüftbeugemuskulatur mit Stuhl

Stellen Sie Ihren rechten Fuß auf einen Stuhl, bei guter Dehnfähigkeit auf einen Tisch. Stellen Sie Ihr linkes Bein etwa einen Meter vom Stuhl entfernt auf, so daß Sie sicher stehen, die Ferse bleibt am Boden. Strecken Sie nun Ihre Wirbelsäule mit dem

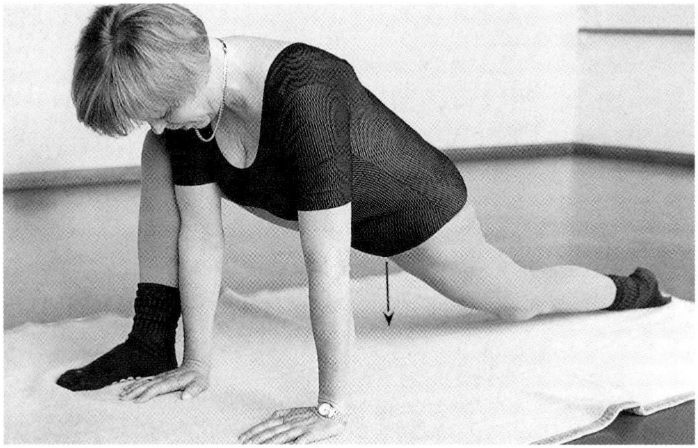

86

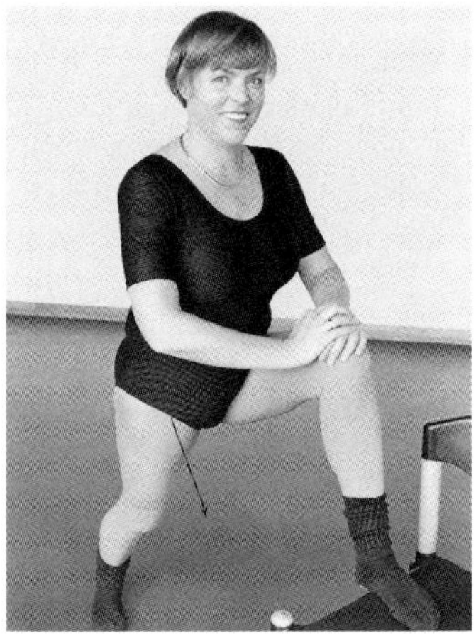

87

Kopfscheitel nach oben und stützen sich auf das rechte Knie. Dehnen Sie bewußt Ihre linke Hüfte und Leiste in Richtung Boden. Denken Sie sich dabei Ihr Schambein zum Bauchnabel hoch. Sie halten die Dehnung 10 bis 15 Sekunden, atmen ruhig und wechseln die Seite. **(87)**

Drehdehnungen für die gesamte Rumpfmuskulatur

Die folgenden Übungen werden als besonders wohltuend empfunden, wenn man sie als Serie der Reihe nach absolviert, trotzdem lassen Sie sich aber auch einzeln üben. Sie zeigen eine gute Heilwirkung bei Rückenschmerzen und Haltungsschwächen. Bei Bandscheibenschäden und künstlichen Hüftgelenken sollten sie vorsichtig ausgeführt werden.

- Setzen Sie sich mit langen Beinen hin und stellen Sie den rechten Fuß über das linke Bein, so daß der Oberschenkel möglichst aufrecht ist. Nun drehen Sie sich nach rechts, stellen Ihre rechte Hand hinten auf und versuchen, der Hand nachzuschauen. Stellen Sie sich vor, Ihre linke Hand möchte auch auf den Boden und alle Finger schauen nach hinten. Je mehr Sie Ihren Brustkorb Wirbel für Wirbel aufdrehen, desto besser wird es gelingen. Ziehen Sie Ihr aufgestelltes Bein noch gerader. Lassen Sie sich Zeit. Sie halten die Dehnung 10 bis 15 Sekunden, atmen ruhig und wechseln die Seite. **(88)**

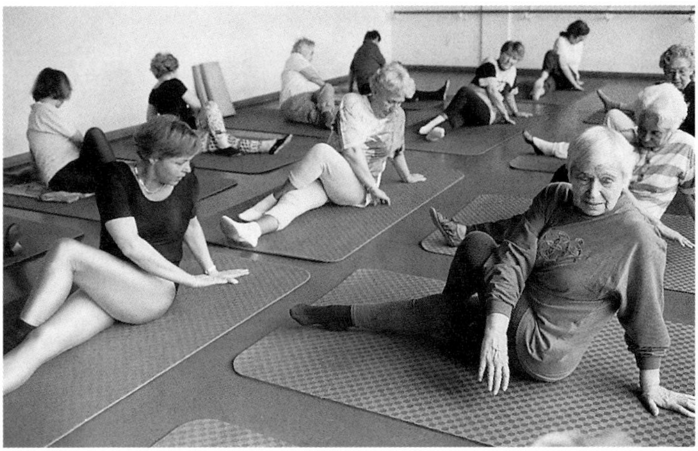

88

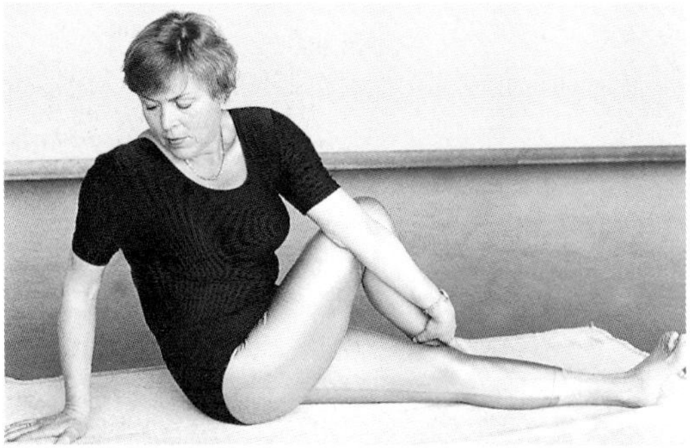

89

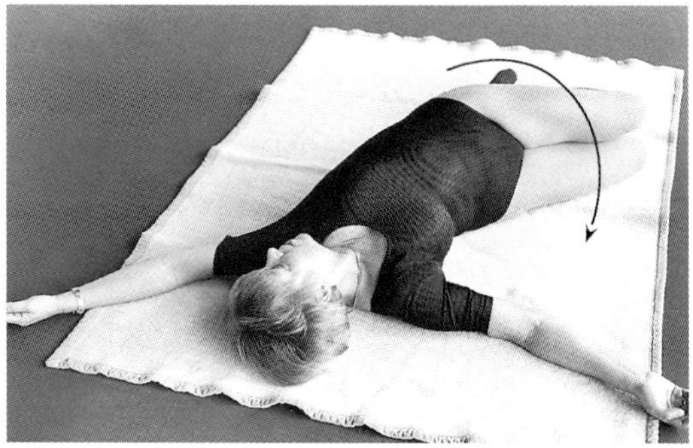

90

- Setzen Sie sich mit langen Beinen hin und stellen Sie Ihren rechten Fuß über das linke Bein. Sie halten sich am aufgestellten Knie fest und ziehen die Wirbelsäule gerade, als hätten Sie einen Stock verschluckt. Stellen Sie nun Ihren rechten Arm nach hinten, legen Sie Ihren linken Arm von rechts an den Oberschenkel und drücken fest dagegen. Dies durchblutet den aufsteigenden Dickdarm und das Rückenmark. Drehen Sie nun Wirbel für Wirbel, am Steißbein beginnend, nach rechts auf, bis Sie mit dem Kopf über die rechte Schulter schauen können. Stellen Sie sich vor, der Schultergürtel möchte in eine Linie gebracht werden. Achten Sie auf ruhige und tiefe Atmung. Sie drehen nach einer Weile noch etwas nach, halten die Dehnung 20 Sekunden und wechseln dann die Seite. Diese Übung ist als Drehsitz im Yoga bekannt. **(89)**

- Sie liegen auf dem Rücken, stellen die Beine an das Gesäß und legen die Arme zur Seite. Ziehen Sie Ihre Knie nach rechts in Richtung Boden und ziehen Sie die linke Schulter mit dem Brustkorb nach unten, der Kopf schaut nach links. Versuchen Sie, den oberen Oberschenkel auf den unteren zu ziehen, geben Sie dabei im unteren Rücken nach. Halten Sie die Dehnung 10 bis 15 Sekunden, atmen ruhig und wechseln die Seite. Sie spüren die Dehnung vom unteren Rücken übers Gesäß in den Oberschenkel. **(90)**

- Gehen Sie in die gleiche Ausgangsstellung wie vorher und ziehen Sie den oberen Oberschenkel auf den unteren. Heben Sie nun das obere gebeugte Bein vom unteren und versuchen Sie, es mit dem Knie vor dem unteren abzulegen. Unterstützen Sie diese Dehnung mit sanftem Druck der rechten Hand. Ziehen Sie auch noch die linke Schulter nach unten so gut es eben geht. Geben Sie bewußt im unteren Rücken nach und versuchen Sie, die obere Hüfte zuzuziehen. Halten Sie 10 bis 15 Sekunden, atmen Sie ruhig und wechseln dann die Seite. Sie spüren die Dehnung vom unteren Rücken übers Gesäß in den Oberschenkel. **(91)**

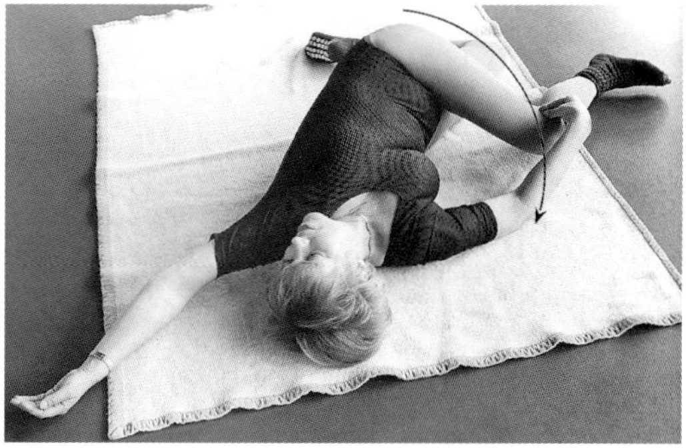

91

- Legen Sie sich auf den Rücken, die Arme zur Seite und stellen Sie die Füße auf. Schlagen Sie nun Ihr rechtes Bein über das linke und drücken beide Beine nach rechts auf den Boden, das obere drückt auf das untere. Schauen Sie nach links und ziehen Sie die linke Schulter nach unten. Sie spüren die Dehnung vom Oberschenkel in den Hüftbeuger- und Leistenbereich. Halten Sie die Dehnung 10 bis 15 Sekunden, atmen Sie ruhig und wechseln dann die Seite. **(92)**

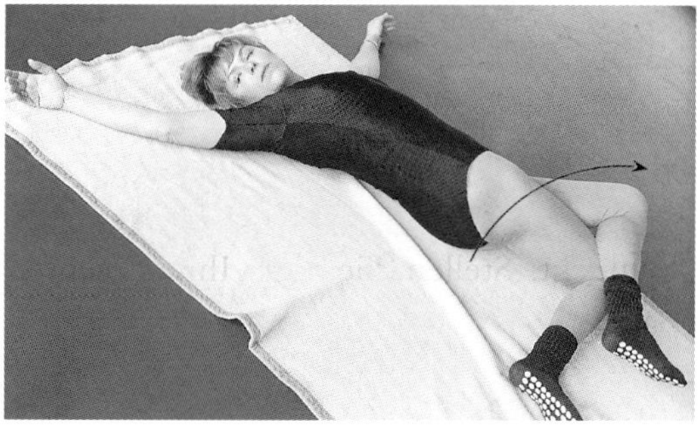

92

- Legen Sie sich auf den Rücken und stellen Sie die Beine und Füße weit gegrätscht auseinander. Ziehen Sie nun Ihr rechtes Knie in die Mitte auf den Boden, schauen nach rechts und ziehen die rechte Schulter nach unten. Die Dehnung verläuft vom Oberschenkel in den Hüftbeugerbereich. Halten Sie die Dehnung 10 bis 15 Sekunden, atmen Sie ruhig und üben dann mit dem linken Bein. **(93)**

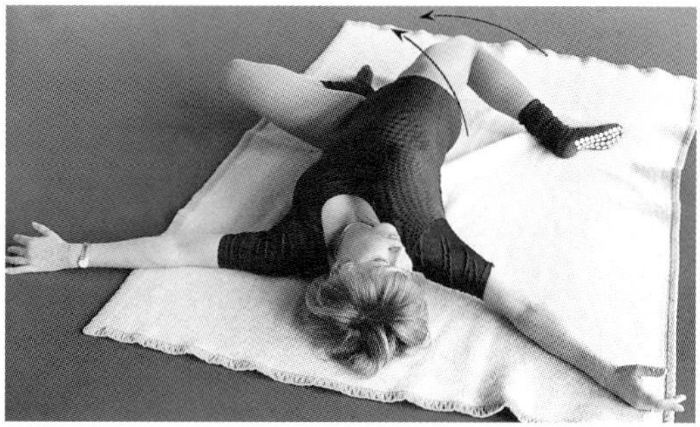

93

- Legen Sie sich auf den Rücken mit langen Beinen und stellen Sie den rechten Fuß auf das linke Knie, die Arme liegen auf der Seite. Nehmen Sie nun Ihre linke Hand und versuchen Sie, Ihr rechtes Knie nach links auf den Boden zu legen. Dabei schauen Sie nach rechts und ziehen die rechte Schulter nach unten. Sie ziehen die rechte Hüfte zu, dehnen etwas weiter und geben bewußt im unteren Rücken nach. Halten Sie die Dehnung 10 bis 15 Sekunden, atmen Sie ruhig und wechseln dann die Seite. **(94)**

- Legen Sie sich auf den Rücken mit langen Beinen und legen Sie die Arme im rechten Winkel nach oben, die Ellenbogen in Schulterhöhe. Heben Sie nun Ihr linkes Bein hoch mit drei rechten Winkeln, gebeugt in Hüfte-Oberschenkel, Ober-Unterschenkel, Unterschenkel-Fuß. Sie legen nun Ihr gebeugtes linkes Bein nach rechts ab, schauen dabei nach links und versuchen, den linken Ellenbogen auf dem Boden zu lassen. Geben Sie bewußt im unteren Rücken nach, ziehen Sie die obere Hüfte zu und spüren die Dehnung weiter den Rücken hinauf. Sie halten die Dehnung 10 bis 15 Sekunden, atmen ruhig und wechseln die Seite. **(95)**

- Sie legen sich auf den Rücken und stellen die Beine wieder an. Verschränken Sie jetzt die Hände hinter dem Kopf. Rollen Sie mit dem ganzen Körper nach rechts. Lassen Sie nun die Oberschenkel aufeinanderliegen und beginnen die Drehung aus der Brustwirbelsäule nach links. Versuchen Sie, die linke Schulter mit dem Ellenbogen auf den Boden zu legen. Sie

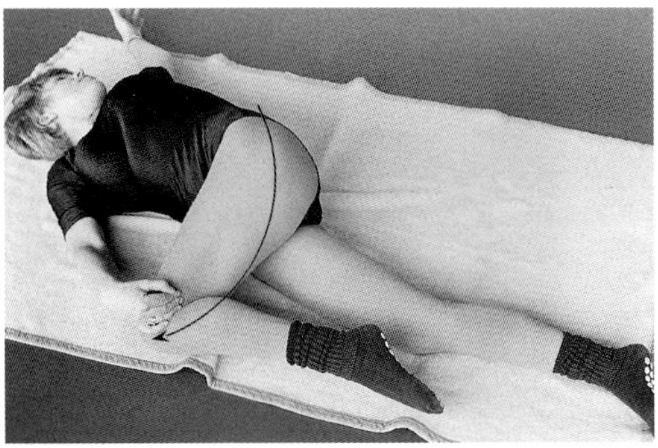

94

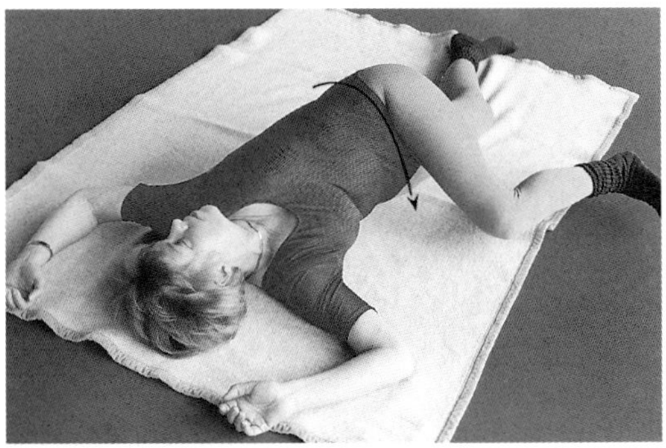

95

spüren die Dehnung auf der ganzen Brustvorderseite in den Schulterbereich. Sie halten die Dehnung 10 bis 15 Sekunden, atmen ruhig und wechseln die Seite.

- Legen Sie sich auf den Rücken, stellen Sie die Füße an und schlagen das rechte Bein über das linke. Rollen Sie sich nun ganz auf die rechte Seite und halten Sie mit Ihrer rechten Hand das obere Knie am Boden fest. Strecken Sie nun den linken Arm nach hinten aus und versuchen, den linken Schultergürtel auf den Boden zu bekommen. Lassen Sie sich bewußt Zeit. Sie spüren die Dehnung im vorderen Brustkorb- und Schulterbereich, aber auch in Gesäß und Oberschenkel. Sie halten die Dehnung 10 bis 15 Sekunden, atmen ruhig und wechseln die Seite.

- Legen Sie sich auf den Rücken, die Arme zur Seite, und ziehen Sie nacheinander beide Knie zur Brust hoch. Sie lassen nun beide Knie nach rechts zum rechten Arm hin sinken, schauen nach links und ziehen die linke Schulter nach unten. Wechseln Sie zur linken Seite, in dem Sie die gebeugten Beine bewußt an der Brust entlang führen. Wiederholen Sie mehrmals und spüren Sie der Dehnung nach.

Schließen Sie die Drehdehnungen mit folgenden lockernden Übungen ab:

- Legen Sie sich auf den Rücken und umfassen Sie die Knie mit den Händen. Schaukeln Sie nun ganz sanft den Rücken von rechts nach links. Wenn die Knie näher an der Brust sind, massieren Sie den oberen Lendenbereich, wenn die Knie sich von der Brust entfernen und die Arme lang sind, massieren Sie stärker den unteren Lenden- und Kreuzbeinbereich.
- Sie legen sich auf den Rücken, nehmen die Beine gebeugt und gegrätscht zur Brust hoch, umfassen von außen die Oberschenkel und schaukeln von rechts nach links, mal mit gebeugten, mal mit langen Armen.
- Sie legen sich auf den Rücken, umfassen Ihre Knie mit den Händen und zeichnen mit dem Rücken ein Zifferblatt ab, so groß wie möglich. Seien Sie sich jeder Uhrzeit bewußt. Kreisen Sie in beide Richtungen.

Zum Abschluß dieser Übungen legen Sie sich flach auf den Rücken und spüren der Liegequalität nach. Sie spüren jetzt wahrscheinlich mehr Auflageflächen. Der Lendenbereich dürfte sich gut gesenkt haben. Je mehr Sie Ihre Muskeln entspannt haben, desto breiter fühlen Sie sich aufliegen.

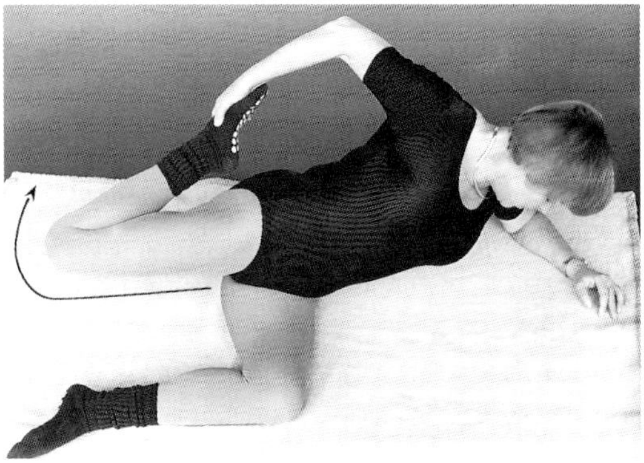

96

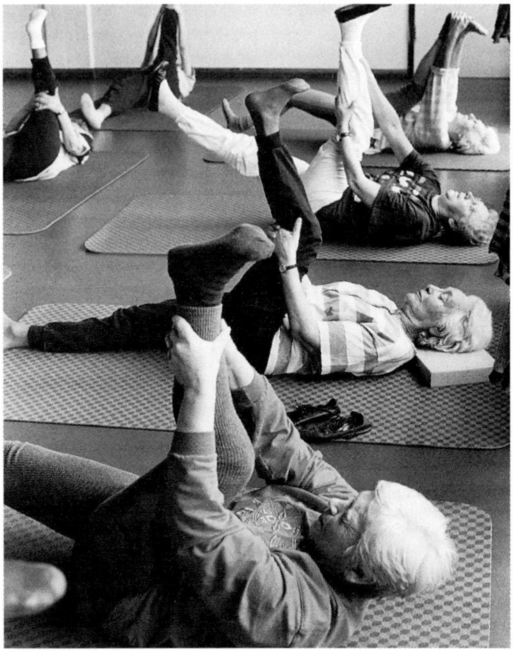

97

4. Untere Extremitäten

Dehnung der vorderen Oberschenkelmuskulatur

Legen Sie sich auf die rechte Seite und stützen Sie Ihren rechten Unterarm. Ziehen Sie mit Ihrer linken Hand den linken Fuß Richtung Gesäß. Kippen Sie dabei die linke Hüfte nicht nach hinten, ziehen Sie sie aktiv schräg nach vorne. Wenn Ihr linkes Knie etwas nach unten schaut, haben Sie diese Position erreicht. Ziehen Sie nun Ihrer Dehnfähigkeit entsprechend Ihr linkes Knie nach hinten. Sie halten 10 bis 15 Sekunden, dehnen etwas nach, atmen ruhig und wechseln die Seite. Sie spüren die Dehnung vom Oberschenkel in die Hüftbeugemuskulatur, die, wenn zu kurz, Grund für ein schmerzendes Hohlkreuz sein kann. **(96)**

Für eine freie Hüftbeweglichkeit, eine natürliche Beckenstellung und eine gute Haltung ist eine elastische vordere, innere und hintere Oberschenkelmuskulatur Voraussetzung. Erst dann können Bewegungen beim Gehen und Laufen gut koordiniert werden. Vor allem ist die elastische hintere Oberschenkelmuskulatur dafür notwendig, daß Sie bequem Ihre Schuhe schnüren können.

Dehnung der hinteren Oberschenkel-Muskulatur im Liegen

Legen Sie sich auf den Rücken. Stellen Sie das linke Bein an und ziehen mit beiden Händen Ihr rechtes Knie zur Brust hin. Sie spüren die Dehnung vom Gesäß in den hinteren Oberschenkel. Achten Sie darauf, daß der Schultergürtel und der Rücken entspannt liegenbleiben.

- Fassen Sie nun Ihre Wade oder den Oberschenkel von hinten und ziehen das rechte Bein mehr oder weniger gestreckt, wie es die Dehnfähigkeit erlaubt, in Richtung Brust. Lassen Sie sich Zeit, dehnen Sie dann nach. Die Dehnung läuft nun weiter das Bein entlang. Wenn Sie die Ferse vorschieben, spüren Sie die Dehnung bis zur Wade und Achillesferse.
- Legen Sie nun zusätzlich Ihr linkes Bein gestreckt auf den Boden, wie es die Dehnfähigkeit erlaubt. Sie spüren gleichzeitig eine Dehnung im linken Hüftbeuger- und Leistenbereich. Halten Sie die Dehnungen jeweils 10 bis 15 Sekunden und wechseln dann zur anderen Seite. **(97)**

Dehnung der hinteren Oberschenkel-Muskulatur im Langsitz

Setzen Sie sich mit langen Beinen hin und beugen Sie soweit, daß Sie Ihren Bauch auf die Oberschenkel legen können. Sie fassen von außen Ihre Kniekehlen, strecken die Wirbelsäule und ziehen den Kopfscheitel nach oben. Strecken Sie nun Ihre Beine so weit aus, daß der Bauch noch auf den Oberschenkeln liegen kann. Lassen Sie sich Zeit, dehnen etwas weiter und spüren die Dehnung vom unteren Rücken übers Gesäß in die Oberschenkelmuskulatur. Halten Sie 10 bis 15 Sekunden und atmen Sie ruhig. **(98)**

- *Variante:* Stellen Sie Ihren rechten Fuß auf einen Stuhl und beugen Sie das Bein. Der Bauch kommt auf dem Oberschenkel zu liegen. Strecken Sie nun Ihr rechtes Bein so weit, daß der Bauch noch liegenbleibt, und spüren Sie die Dehnung übers Gesäß in den Oberschenkel. Sie halten 10 bis 15 Sekunden, atmen ruhig und wechseln die Seite. Wenn Sie gut dehnfähig sind, können Sie den Fuß auch auf einen Tisch stützen.

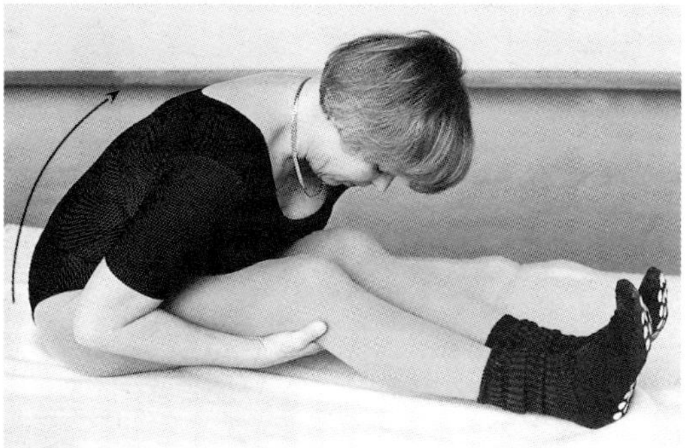

98

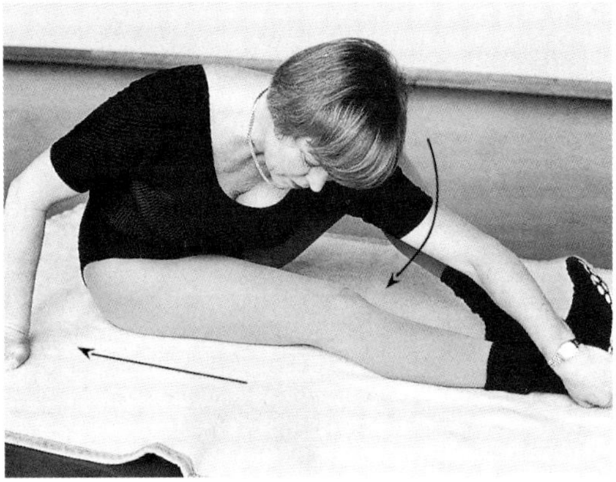

99

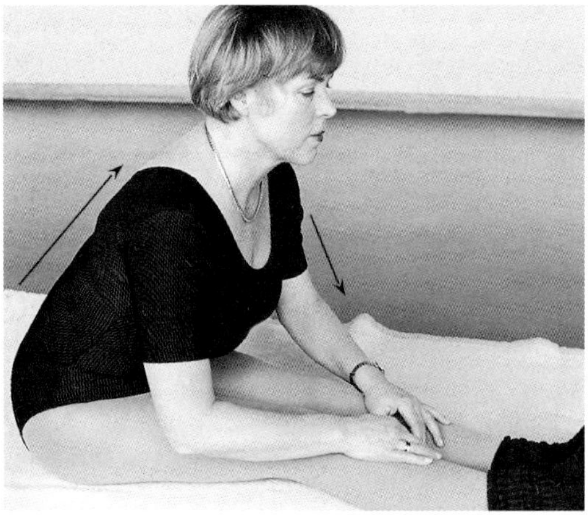

100

Einseitige Dehnung der hinteren Oberschenkel-Muskulatur

Sie setzen sich hin, strecken Ihr rechtes Bein aus und stellen das linke auf. Strecken Sie Ihre Wirbelsäule bis zum Kopfscheitel, fassen Sie mit der linken Hand Ihr rechtes Bein von außen, am Schienbein oder Fuß, wo es für Sie möglich ist. Schieben Sie nun den rechten Sitzknochen nach hinten und das rechte Bein aus der Hüfte immer weiter nach vorne. Beugen Sie den Oberkörper so weit vor, daß der Rücken noch gerade gehalten werden kann. Sie drehen ihn etwas nach rechts auf und stellen sich vor, Ihre linke Schulter möchte zum rechten Knie. Sie spüren die Dehnung vom linken Schulterbereich über den Rücken bis zum Gesäß und Hüftbereich in den rechten Oberschenkel bis zu den Kniesehnen. Halten Sie die Dehnung 10 bis 15 Sekunden und atmen Sie ruhig. Wechseln Sie die Seite. Sie können sich die Position erleichtern, wenn Sie Ihr Gesäß etwas erhöhen. **(99)**

Beidseitige hintere Oberschenkeldehnung im Langsitz

Setzen Sie sich mit langen Beinen hin. Strecken Sie Ihren Oberkörper bewußt aus dem Becken nach oben und ziehen den Nacken lang. Legen sie nun die Unterarme auf die Beine und beugen den Oberkörper langsam vor. Die Wirbelsäule bleibt immer gestreckt. Lassen Sie sich Zeit und stellen Sie sich vor, Sie werden vom Kreuzbein her vorgeschoben. Halten Sie die Dehnung 10 bis 15 Sekunden und atmen Sie ruhig. **(100)**

Hintere Oberschenkeldehnung im Grätschsitz

Setzen Sie sich mit gegrätschen, langen Beinen hin, notfalls mit erhöhtem Gesäß.
Strecken Sie nun bewußt den Rücken mit langem Nacken aus dem Becken heraus und beugen Sie Ihren Oberkörper aus der Hüfte nach vorne.
Halten Sie die Dehnung 10 bis 15 Sekunden, atmen Sie ruhig und wechseln die Seite.

Innere Oberschenkeldehnung im Sitzen

Sie setzen sich mit geradem Rücken hin, schließen die Fußsohlen und ziehen sie so nahe an das Gesäß wie möglich. Fassen Sie nun Ihre Füße und legen die Unterarme auf die Oberschenkel. Drücken Sie nun sanft die Unterarme gegen die Oberschenkel und spüren Sie die Dehnung in der Innenschenkelmuskulatur. Halten Sie 10 bis 15 Sekunden und atmen Sie ruhig.
Wenn diese Muskulatur zu kurz ist, ist auch die Hüftbeweglichkeit eingeschränkt. Wenn Sie Ihre Knie nicht mehr so beugen können, empfiehlt sich die nächste Dehnung. **(101)**

Innere Oberschenkeldehnung im Liegen

Legen Sie sich auf den Rücken und grätschen Sie die leicht gebeugten Beine in der Luft. Fassen Sie von innen die Ober- oder Unterschenkel und ziehen Sie die Beine sanft auseinander, lassen Sie in den Hüftgelenken bewußt los.
Ziehen Sie dann die Beine etwas näher in Richtung Brust und dehnen Sie weiter. Halten Sie 10 bis 15 Sekunden und atmen Sie ruhig. **(102)**

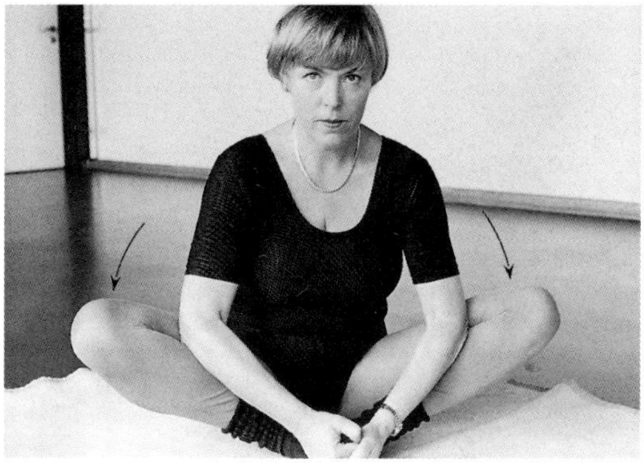

101

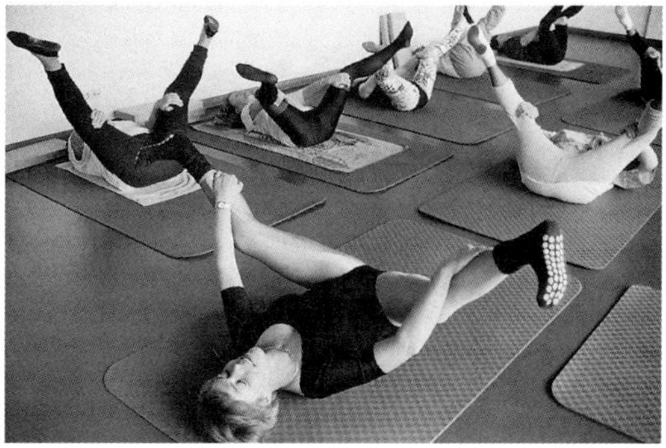

102

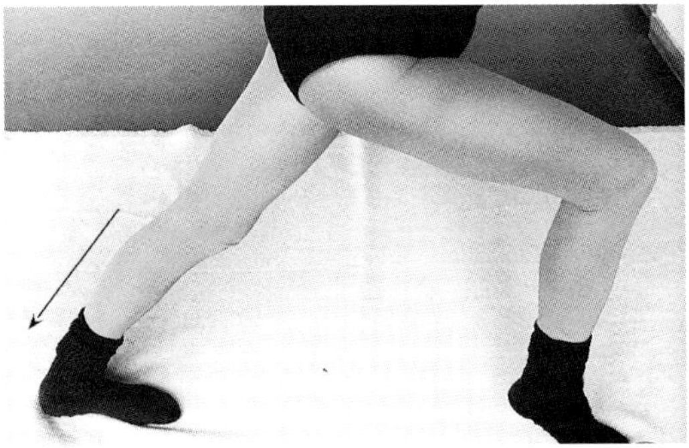

103

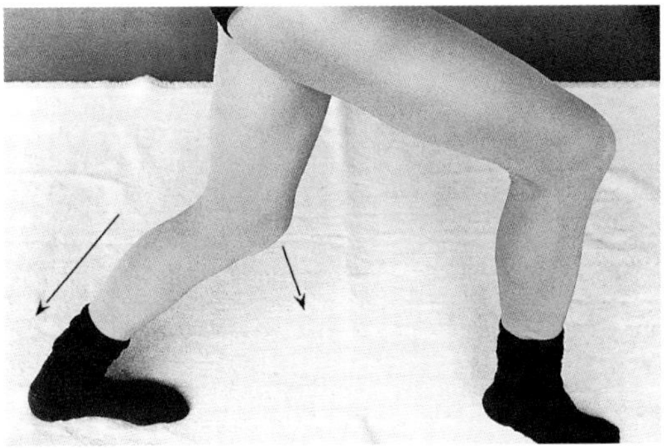

104

Wadendehnung im Stehen

Stellen Sie sich in Schrittstellung vor eine Wand und stützen Sie Ihre Hände ab. Beugen Sie das vordere Bein im Kniegelenk und ziehen Sie die hintere Ferse in den Boden, das hintere Bein bleibt gestreckt. Ziehen Sie nun das vordere Knie zur Wand hin, bis Sie einen angenehmen Zug in der hinteren Wade verspüren. Die Ferse sollte auf dem Boden bleiben, notfalls stellen Sie Ihren Schritt kleiner. Sie können die Dehnung verstärken, wenn Sie den Beckenboden anspannen und das Schambein Richtung Bauchnabel denken. Halten Sie die Dehnung 10 bis 15 Sekunden. **(103)**

- Nun beugen Sie leicht das hintere Knie und schieben dieses zum Boden hin, die Ferse sollte unten bleiben. Sie spüren jetzt die Dehnung vom unteren Wadenmuskel in die Achillesferse. Der Bewegungsausschlag ist hier sehr klein, die Wirkung trotzdem deutlich zu spüren. Halten Sie die Dehnung 10 bis 15 Sekunden und wechseln zum anderen Bein. **(104)**

Bei diesen Dehnübungen für die Füße stellen sich gern Krämpfe ein. Dies zeigt, daß die Muskulatur verkürzt ist oder bereits eine Arthrose vorliegt. In diesem Falle dehnen Sie kürzer, aber öfters.

Schienbein- und Fußristdehnung im Sitzen

Sie setzen sich auf die vordere Stuhlkante und stützen sich an der Sitzfläche ab. Bücken Sie nun die Zehen im Großzehengrundgelenk ab und überstrecken vorsichtig den Fußrist mit Druck nach vorne. Die Dehnung verläuft über der großen Zehe zu den Mittelfußknochen. Halten Sie 10 bis 15 Sekunden und wechseln Sie dann die Fußseite. **(105)**

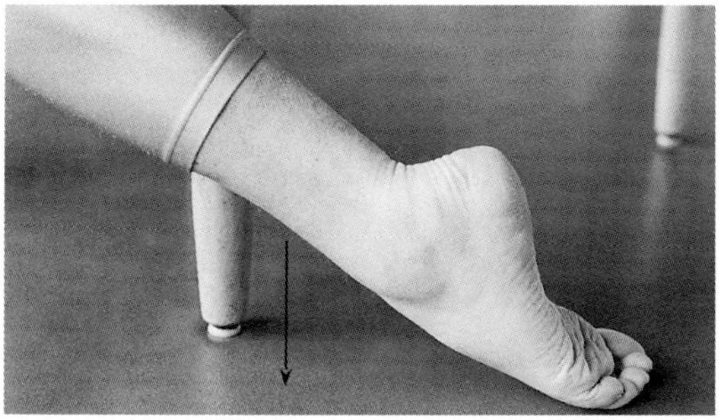

105

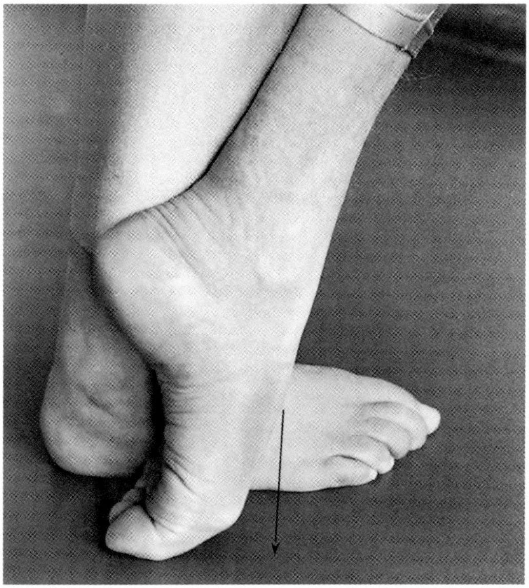

106

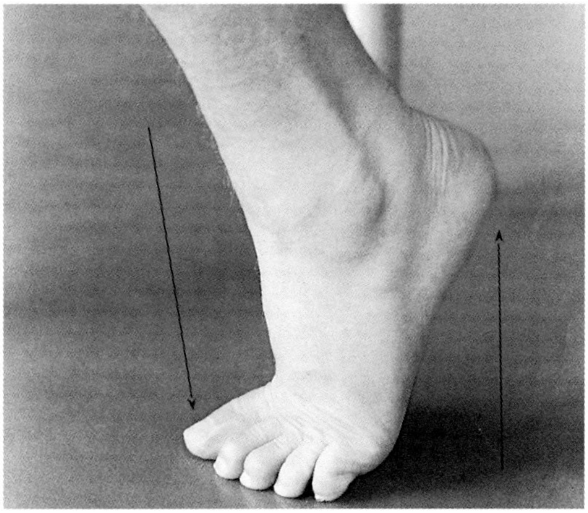

107

Schienbein- und Fußristdehnung im Stehen

Sie stellen sich an eine Wand und stützen die Hände ab. Kreuzen Sie nun den rechten Fuß über dem linken, und zwar so, daß der Fußrist zum Aufliegen kommt. Drücken Sie nun Ihr hinteres Knie in die vordere Wade, bis Sie eine Dehnung vom Schiebenbein in den Fußrist spüren. Achten Sie darauf, daß der überkreuzte Fuß in einer Linie mit dem Schienbein bleibt, andernfalls würden Sie die Außenseite des Sprungelenks überdehnen, die meist einen schwachen Bandapparat aufweist. Halten Sie die Dehnung 10 bis 15 Sekunden und wechseln Sie die Seite. **(106)**

Dehnung der Zehengrundgelenke im Sitzen

Auf einem Stuhl sitzend stellen Sie die Zehen des rechten Fußes etwas gespreizt auf und ziehen fest die Ferse hoch. Je mehr Sie jetzt Gewicht auf diesen Fuß verlagern, desto stärker wird die Beugung der Zehen. Halten Sie die Dehnung 10 bis 15 Sekunden, dann dehnen Sie den linken Fuß. **(107)**

Schienbein- und Fußristdehnung aus dem Fersensitz

Setzen Sie sich auf Ihre Fersen, der Fußrist liegt auf, und spüren Sie zunächst die Dehnung vom Oberschenkel über die Knie. Dieser Sitz wirkt auch als starke Venenpumpe für die Unterschenkel. Wenn es anfangs zu anstrengend ist, legen Sie sich ein Kissen unter den Po. Ziehen Sie nun ein Knie nach oben; je höher Sie gehen, desto stärker spüren Sie den Zug vom Schienbein in den Fußrist. Halten Sie die Dehnung 10 bis 15 Sekunden und wechseln Sie dann das Bein. **(108)**

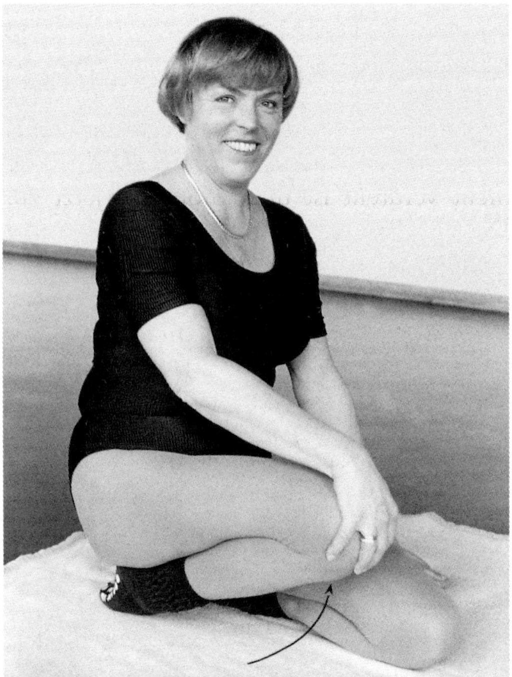

108

Dehnung der Zehengrundgelenke aus dem Fersensitz

Setzen Sie sich auf Ihre Fersen, die Zehen stehen dabei auf dem Boden. Lehnen Sie sich nun mit Ihrem Körper nach hinten und spüren der Dehnung in den Zehengrundgelenken nach.

Dehnung der Zehengrundgelenke durch Spreizen

Ziehen Sie ziehen Ihre Strümpfe aus verhaken Sie beide großen Zehen ineinander und spreizen Sie ab. Diese Übung wirkt ausgleichend, wenn die Zehen durch enges Schuhwerk zusammengedrückt sind.

- *Variante:* Sie können diese Dehnung verstärken, wenn Sie eine Ferse zwischen großen und zweiten Zeh schieben. Diese Dehnung ist wirksam, wenn Ihr großer Zeh dauerhaft zum zweiten Zeh abgeknickt ist oder wenn Sie zum Hallux valgus, dem nach außen gewölbten großen Zehengrundgelenk, neigen.
- *Variante:* Ziehen Sie Ihre kleinen Zehen mit den Fingern nach außen.

Spezielle Übungsprogramme

1. Kräftigungs- und Dehnungsübungen mit dem Thera-Band

Das Theraband besteht aus reinem Latex, einem Naturprodukt. Es läßt sich vielseitig einsetzen und unterstützt vor allem Kräftigungs- und Dehnungsübungen. Therabänder sind in unterschiedlicher Stärke und Farbe zu bekommen. So bietet das „rote" einen mäßigen Widerstand, das „grüne" einen mittleren. Diese beiden Farben sind in Gruppen mit älteren Teilnehmern überwiegend gefragt. Bewährt hat sich die Länge von 90×15 cm, längere Bänder muß man meist unnötig oft um die Hand wickeln. Sie sind in Sportgeschäften erhältlich. Die Bänder bleiben lang einsatzfähig, wenn man sie trocken und gepudert aufbewahrt. Durch ruckartige Bewegungen, spitze Fingernägel und Schmuck reißen sie. Therabänder werden viel in der Krankengymnastik und in der Rehabilitation eingesetzt. Sie ersetzen teure Fitnessgeräte und helfen, Übungen kontrollierter und gezielter durchzuführen und Schwachpunkte aufzuzeigen. Da Übungen mit dem Band intensiver sind, wirken sich auch Fehlhaltungen beim Üben negativ verstärkend aus. Eine korrekte Grundhaltung ist daher unbedingt notwendig. Vor allem im Stehen und Sitzen kommt es darauf an, daß die Wirbelsäule aufrecht ist und die Gelenke übereinander stehen. Da dies bei Übenden, die noch kein entwickeltes Körperbewußtsein haben, nicht immer gelingt, empfiehlt es sich vorwiegend in der Rückenlage zu üben, weil der Rücken hierbei immer gerade ist. Ansonsten kann man mit dem Band seiner Phantasie freien Lauf lassen, sofern es körpergerecht eingesetzt wird.

Legen Sie das Band unter die Oberschenkel oberhalb der Knie, achten Sie darauf, daß es nicht verdreht ist und knoten es jetzt zu. Dies ist das entsprechende Maß für eine Schlinge.

Schulter-Arm- und Rückenkräftigung mit erhobenen Armen

Legen Sie sich auf den Rücken. Stellen Sie die Füße auf und achten Sie darauf, daß Lenden- und Schulterbereich gut aufliegen. Legen Sie die Thera-Schlinge um die Handgelenke und heben die Arme oberhalb der Brust hoch, die Ellenbogen bleiben leicht gebeugt.

- Ziehen Sie nun mit dem Band kräftig nach außen, mit dem Handrücken voraus, dann lassen Sie die Spannung so weit los,

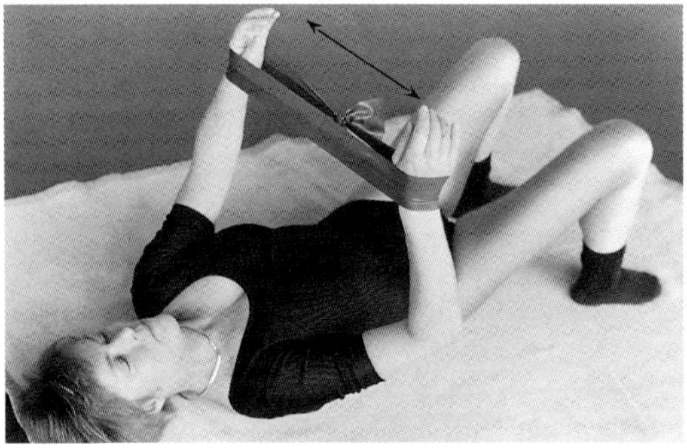

109

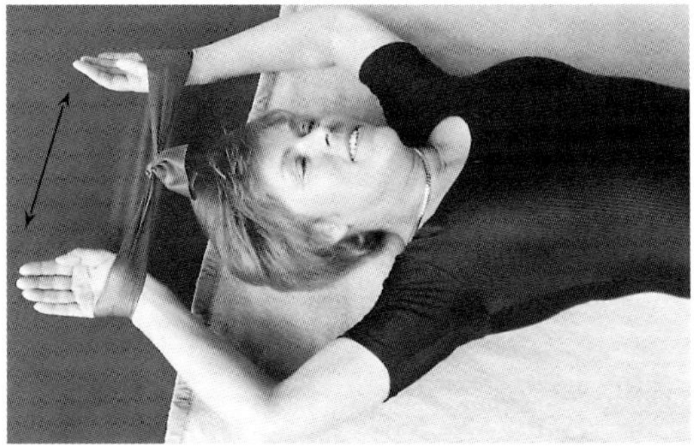

110

daß eine Restspannung bleibt; mehrmals wiederholen. Sie spüren jetzt eine verstärkte Beanspruchung im oberen Rückenbereich. **(109)**

- Ziehen Sie das Band in die Endstellung und halten Sie die Spannung 6 Sekunden lang, dann entspannen.
- Sie ziehen das Band in die Endstellung und wippen in kleinen Bewegungen – entspannen.
- Sie ziehen das Band in die Endstellung und gehen ganz langsam in die Ausgangsposition zurück, behalten jedoch eine Restspannung; mehrmals wiederholen, dann entspannen.
- Diese Übungsserie können Sie auch mit dem Kleinfinger voraus üben – dabei werden andere Muskelgruppen angesprochen.
- Legen Sie nun Ihre Arme mit der Thera-Schlinge hinter den Kopf, soweit es eben geht, mit Kleinfinger nach außen. Sie ziehen nun das Band ganz kontrolliert nach außen, geben wieder nach und wiederholen mehrmals. Halten Sie die Spannung jeweils 6 Sekunden lang. Spüren Sie der Rücken- und Armkraft nach. **(110)**

Schulter-Arm- und Rückenkräftigung mit aufgestelltem Oberarm

Legen Sie sich auf den Rücken. Stellen Sie die Füße auf und geben Sie die Schlinge an die Handgelenke. Legen Sie die Ellenbogen mit den Oberarmen nah an den Körper und lassen Sie sie während der Übung liegen. Achten sie darauf, daß Ihr Lendenbereich gut auf dem Boden aufliegt.

- Ziehen Sie nun mehrmals das Band mit dem Handrücken nach außen, lassen Sie die Spannung soweit los, daß eine Restspannung bleibt. Je mehr Kraft Sie haben, desto mehr können Sie ziehen und ganz Ihrer Kraft entsprechend arbeiten.

- Halten Sie das Band isometrisch in der Endstellung 6 Sekunden, dann entspannen.
- Sie ziehen erneut und wippen in der Endstellung in kleinen, kurzen Bewegungen – entspannen.
- Sie ziehen wieder in die Endstellung und gehen ganz langsam zurück in die Ausgangsstellung, aber immer nur soweit, daß eine Restspannung bleibt – entspannen.
- Wiederholen Sie die Serie mit dem Kleinfinger voraus.

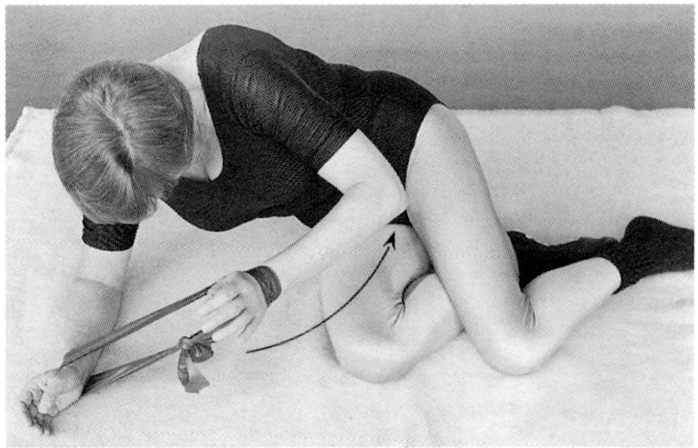

111

Schulter-Arm- und Rückenkräftigung aus der Seitlage

Sie legen sich bequem auf die Seite und stützen einen Unterarm auf. Die Thera-Schlinge legen Sie an die Handgelenke und ziehen das Band mit dem Handrücken mehrmals vom Körper weg, so weit es geht, dann wieder lösen. Lassen Sie den Kopf entspannt hängen, damit sich die Nackenmuskulatur nicht verkrampft. Sie spüren besonders den hinteren Oberarm-Muskel. Anschließend entspannen. **(111)**

- Ziehen Sie das Band in die Endstellung, halten Sie isometrisch 6 Sekunden lang – entspannen.
- Ziehen Sie das Band wieder in die Endstellung und wippen Sie in kleinen Bewegungen – entspannen.
- Sie ziehen das Band erneut in die Endstellung und gehen von dort langsam in die Ausgangsstellung zurück, wobei eine Restspannung bleibt – entspannen.

Wechseln Sie nun zum anderen Arm.

Schulter-Arm- und Brustkorbdehnung

Sie setzen sich aufrecht oder stellen sich in die Reiterposition, also mit leicht gebeugten Knien. Gehen Sie mit dem Oberkörper eher etwas nach vorne. Fassen Sie in der Hochhalte die Thera-Schlinge mit den Händen mit der Handfläche nach außen.

- Ziehen Sie nun das Band nach außen, drehen Sie die Achselhöhle etwas auf, und führen Sie jetzt das Band ganz kontrolliert nach hinten. Achten Sie darauf, daß Sie nicht mit dem Rücken nach hinten lehnen. Spüren Sie die Dehnung im Schulterarm- und Brustkorbbereich, versuchen Sie dabei das Brustbein vorne hochzuziehen. Sie halten die Dehnung 10 bis 15 Sekunden, atmen ruhig und entspannen

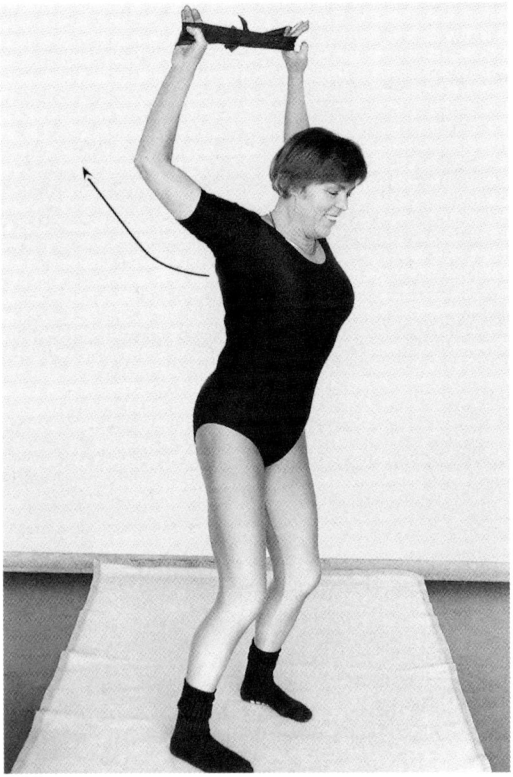

112

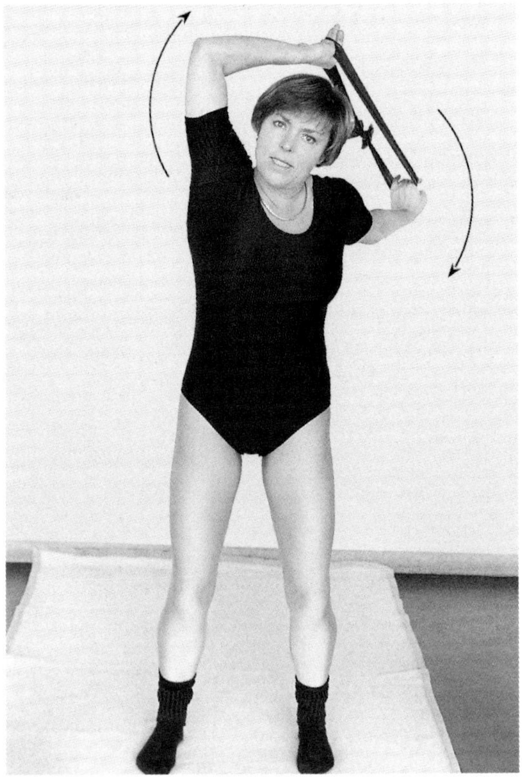

113

wieder. Besonders bei Rundrücken oder verkürzter vorderer Brustmukulatur ist diese Dehnung wirksam, wenn auch anstrengend. **(112)**

- Ziehen Sie nun das Band so weit es geht hinter den Kopf, beugen Sie den rechten Arm so, daß der rechte Oberarm nahe am Kopf senkrecht nach oben weist. Ziehen Sie nun mit dem linken Arm nach links und spüren Sie die Dehnung vom rechten hinteren Oberarm in die rechte Brustkorbseite. Halten Sie die Dehnung 10 bis 15 Sekunden. **(113)**
- Ziehen Sie den linken Arm hinter den Rücken nach unten, die linke Schulter bleibt aber vorne, die rechte Hand zeigt

nach oben. Halten Sie die verstärkte Dehnung 10 bis 15 Sekunden.

- Wechseln Sie zum anderen Arm und dehnen Sie dann nochmals mit beiden Armen oben, wie vorher beschrieben.

Rückwärtige Beindehnung

Legen Sie sich auf den Rücken, legen Sie die Thera-Schlinge um die rechte Fußsohle und stellen Sie das linke Bein an das Gesäß. Strecken Sie nun das rechte Bein in die Luft und schieben die Ferse Richtung Decke. Ziehen Sie nun das rechte Bein Richtung Brust. Mit Hilfe des Bandes können Sie nachhelfen, das Bein auch mal etwas stärker zu strecken, damit die Kniekehle gedehnt wird, jedoch nicht ganz durchdrücken! Sie halten die Dehnung 10 bis 15 Sekunden, dehnen wieder etwas nach, schieben dann das Bein erst mehr zur linken Schulter, dann wieder mehr zur rechten. Je weiter Sie die Ferse vorschieben, desto stärker verläuft die Dehnung in die Wadenmuskulatur. Wechseln Sie zum linken Bein. **(114)**

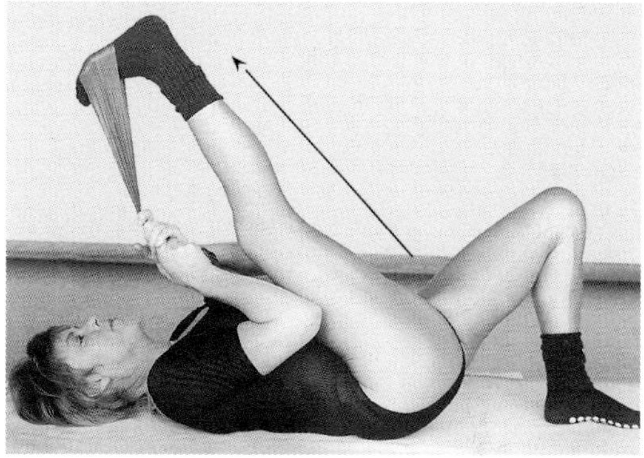

114

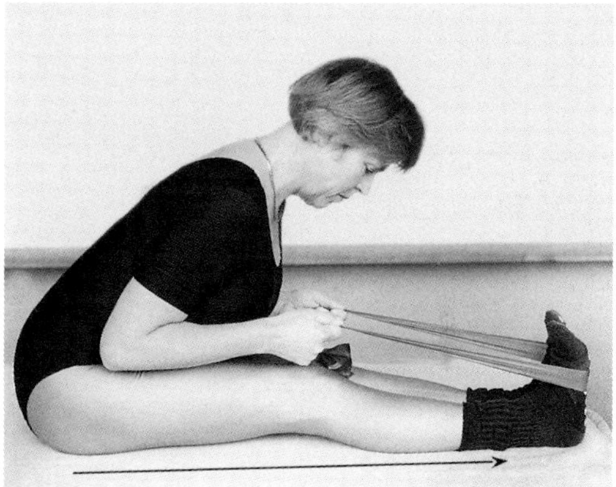

115

Rückwärtige Beindehnung aus dem Langsitz

Setzen Sie sich mit langen Beinen hin und legen Sie die Thera-Schlinge um die Fußsohle, greifen Sie das Band und ziehen Sie die Ellenbogen nah und eng an den Körper. Beugen Sie sich nun mit gestrecktem Rücken aus dem Hüftgelenk vor. Diese Dehnung erlaubt eine ganz korrekte Rückenhaltung. Wenn Sie das Band kürzer oder doppelt fassen, wird der Zug erhöht. Dehnen Sie 10 bis 15 Sekunden, entspannen Sie und dehnen gleich nochmals. Genauso können Sie auch im Grätschsitz dehnen. **(115)**

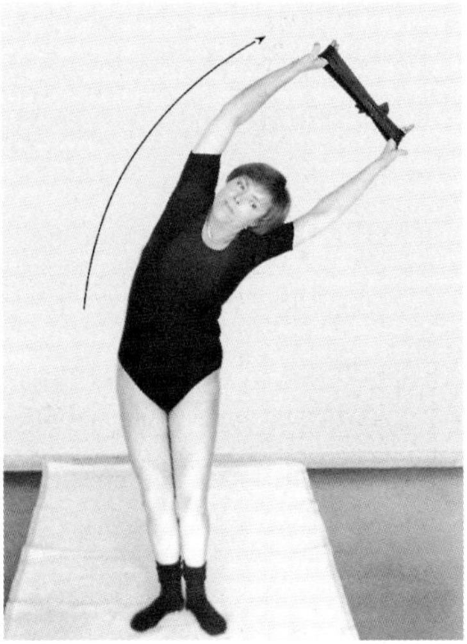

116

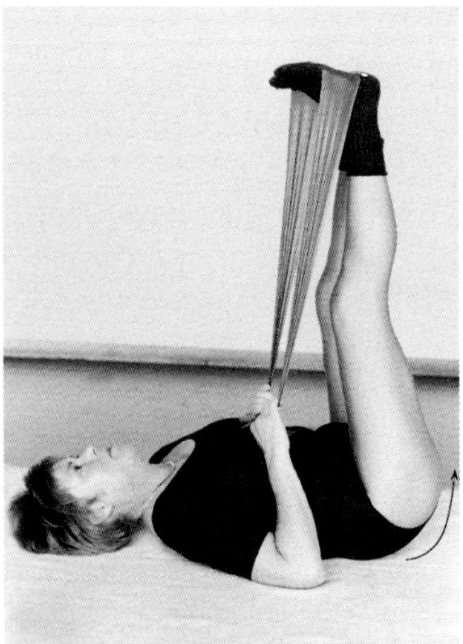

117

Flanken-Dehnung im Stehen

Sie greifen in der Hochhalte die Thera-Schlinge, schließen die Fersen und stellen die Zehen nach außen. Ziehen Sie sich nun aus dem Becken heraus ganz nach oben, ziehen Sie das Steißbein nach innen und spannen die Po-Muskulatur an. In dieser Streckung beugen Sie nun den Oberkörper ganz frontal nach links, schieben den rechten Arm aus der Schulter und ziehen das Band mit der linken Hand nach unten. Sie spüren die Dehnung über die seitliche Rumpfmuskulatur bis zur Hüfte hinunter. Halten Sie die Dehnung 10 bis 15 Sekunden und dehnen dann nach rechts. Dann hängen Sie Ihren Oberkörper entspannt nach unten und entspannen wieder. **(116)**

Bauchmuskelkräftigung

Legen Sie sich auf den Rücken, strecken Sie die Beine oberhalb des Bauches hoch und legen die Thera-Schlinge um die Fußgelenke. Sie fassen mit den Händen die Schlinge und lassen die Oberarme auf dem Boden am Körper liegen. Heben und senken Sie nun das Gesäß gegen den Druck des Bandes. Dabei zieht der Bauch nach innen und der untere Rücken drückt auf den Boden. Sie halten die Spannung 6 Sekunden lang, entspannen wieder und beginnen von vorne. Wenn Sie sich stärker anstrengen wollen, legen Sie das Band doppelt um die Fußsohlen, greifen in die Schlinge, können aber jetzt die Oberarme nicht mehr liegen lassen. So erfahren Sie einen doppelten Gegendruck. **(117)**

- *Variante:* Mit dem Gegendruck des Bandes versuchen Sie, das Gesäß beim Anheben nach rechts und links zu drehen.

Kräftigung des oberen Oberschenkels

Sie setzen sich hin, stellen die Füße nah an das Gesäß und stützen hinten die Unterarme auf. Legen Sie die Thera-Schlinge unter die linke Fußsohle und das rechte Fußgelenk. Legen Sie das Band schön breit, damit es nicht drückt.

- Ziehen Sie nun den rechten Oberschenkel nah an die Brust und lassen ihn dort. Beugen und strecken Sie das rechte Bein aus dem Kniegelenk heraus gegen den Druck des Bandes. Den Oberschenkel halten Sie an der Brust, ohne ihn mitzubewegen – entspannen. **(118)**
- Halten Sie die Spannung in der Endstellung isometrisch 6 Sekunden lang – entspannen.
- Wippen Sie in der Endstellung mit dem Bein in kleinen Bewegungen auf und ab – entspannen.
- Sie ziehen das Band in die Endstellung und gehen langsam in die Ausgangsstellung zurück, wobei eine Restspannung bleibt – entspannen.

Wechseln Sie die Beinseite. Sie spüren die

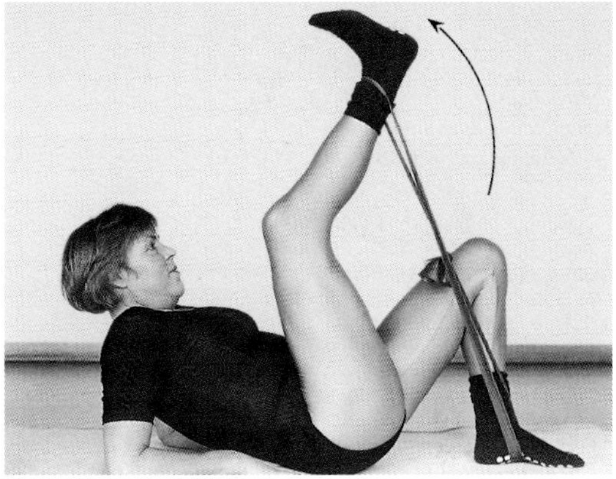

118

Kräftigung im vierköpfigen Oberschenkelmuskel. Je kräftiger dieser ist, desto stärker ist das Kniegelenk entlastet.

Kräftigung der gesamten Oberschenkel- und Gesäßmuskulatur

Sie legen sich auf den Rücken, heben die Füße in die Luft mit den Fersen zur Decke hin, geben die Thera-Schlinge um die Füße und legen die Hände übereinander oder die Fäuste erhöht unter das Gesäß. Die Beine sollten sich oberhalb des Bauches befinden.

- Sie ziehen das Band nach außen, so weit es geht, und wippen in kleinen Bewegungen hin und her. Dabei kräftigen Sie besonders die Außen-und Innenschenkel-Muskulatur. Halten Sie die Spannung 6 Sekunden lang und entspannen Sie wieder. **(119)**

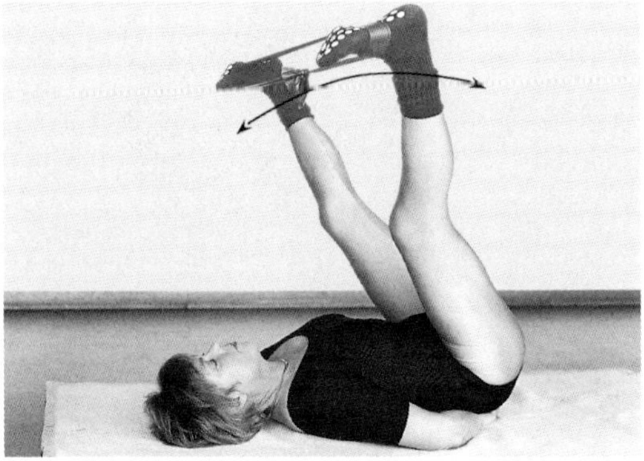

119

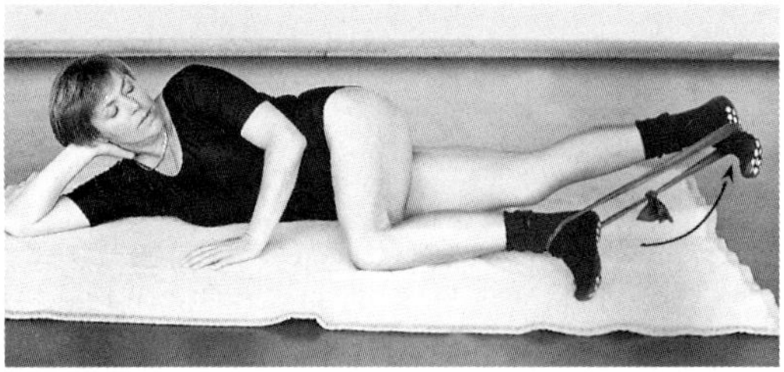

120

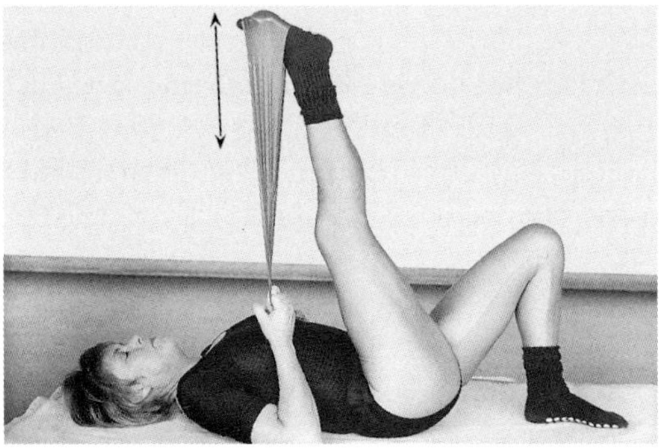

121

- Beugen Sie Ihre Beine in der Luft, die Knie sollten sich der Brust nähern. Ziehen Sie das Band weit auseinander und wippen dort in kleinen Bewegungen. Sie spüren jetzt zusätzlich die Kräftigung in der Gesäßmuskulatur.

Kräftigung der Innenschenkel-Muskulatur aus der Seitlage

Legen Sie sich auf die rechte Seite, den Kopf gestützt. Legen Sie das Band um die linke Fußsohle und über das rechte Fußgelenk. Ihr oberes linkes Bein legen Sie nun gebeugt vor dem Bauch auf den Boden und strecken das untere rechte aus der Hüfte heraus. Das Knie ist gestreckt, die Ferse vorgeschoben. Heben und senken Sie Ihr unteres rechtes Bein aus dem Hüftgelenk mit der Innenschenkel-Muskulatur. Je weiter Sie das Bein nach hinten ziehen, desto mehr arbeitet die Gesäßmuskulatur mit. Beachten Sie: Wenn das Knie des arbeitenden Beines nicht gestreckt wird, erfolgt die Bewegung aus dem Knie-, und nicht aus dem Hüftgelenk. Dies wäre in dieser Postion unkontrolliert und belastend. Wechseln Sie die Seite. **(120)**

Fuß- und Wadenkräftigung

Sie legen sich auf den Rücken, legen die Thera-Schlinge schön breit um den Fußballen und lassen den Oberarm am Körper liegen. Beugen und strecken Sie nun kräftig den Fuß aus dem Fußgelenk gegen den

Druck des Bandes. Wenn Sie das Band kürzer fassen, wird die Übung erschwert.

- Kreisen Sie nun den Fuß aus dem Fußgelenk heraus gegen den Druck des Bandes, in beide Richtungen. Wechseln Sie dann die Beinseite. **(121)**

2. Wirbelsäulen-Gymnastik

Schildkröte

Diese Übungen für die Halswirbelsäule helfen bei vielen Nackenproblemen; es empfiehlt sich, sie täglich als Serie zu üben. Achten Sie auf behutsame und langsame Ausführung mit voller Aufmerksamkeit im Nackenbereich. Schließen Sie beim Üben möglichst die Augen.

- *Kranichbewegung:* Zeichnen Sie mit dem Kinn einen vertikalen Kreis. Ziehen Sie dabei Ihr Kinn vor, dann an den Hals und am Hals entlang nach innen hoch; spüren Sie bewußt die Dehnung von der Wirbelsäule bis hoch in den Nacken. Wiederholen Sie die Bewegung mehrmals. **(122)**

- *Tellerrand:* Sie ziehen den Nacken lang und stellen sich dann vor, mit dem Kinn einen Tellerrand zu umkreisen. Achten Sie darauf, daß der imaginäre Teller unten in der Horizontalen bleibt. Wichtig ist dabei nicht die Betonung des Kreises nach vorne, sondern die Phase, in der sich das Kinn Richtung Hals bewegt und der Hinterkopf dabei nach hinten hinausgeschoben wird. Kreisen Sie mehrmals und ändern Sie dann die Richtung. **(123)**

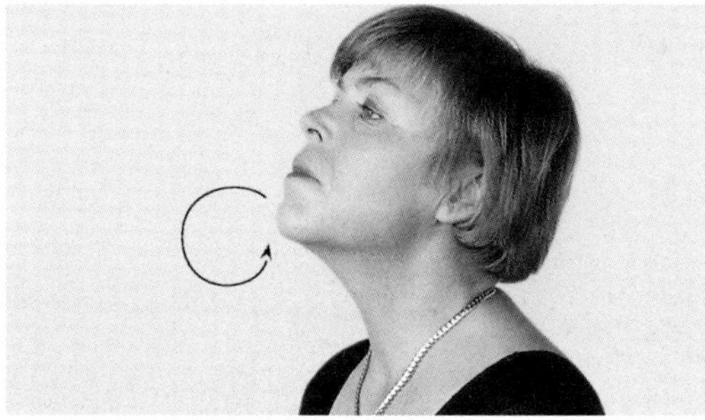

122

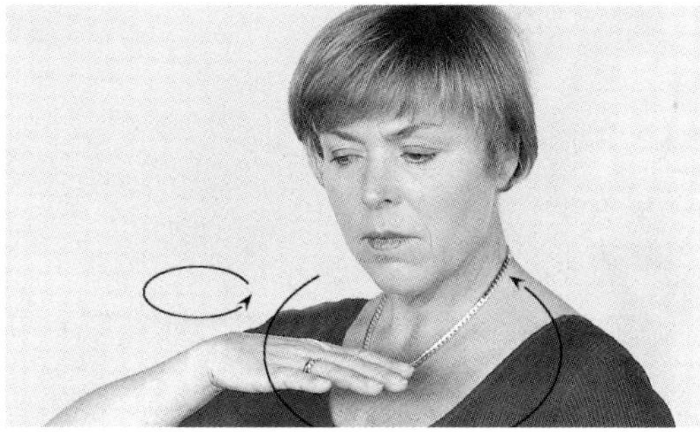

123

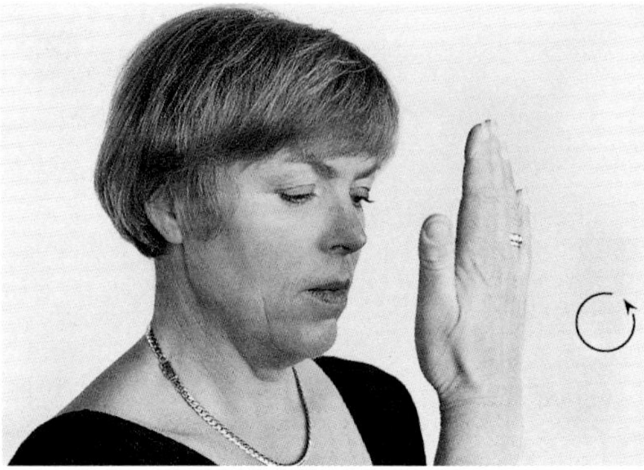

124

- *Die Nase kreist:* Ziehen Sie Ihren Nacken lang und stellen Sie sich eine Fläche vor dem Gesicht vor. Nun zeichnet die Nase an dieser Wand einen Kreis, eher ein wenig nach unten geneigt. Kreisen Sie mehrmals und ändern Sie dann die Richtung. **(124)**

- *Die Nase zeichnet eine liegende Acht:* Zeichnen Sie, sich wieder eine Fläche vorstellend, bei langem Nacken mit der Nase eine liegende Acht. Wählen Sie die Größe der Bewegung so, wie es Ihnen gut tut. Seien Sie hier besonders behutsam, da die Bewegung bis zum Gleichgewichtsorgan im Mittelohr führt. Schwindel- oder Übelkeitsgefühle können Störungen in diesem Bereich anzeigen. Zeichnen Sie dann die liegende Acht ganz klein.

- *Die Nase nickt von einer Schulter zur anderen:* Drehen Sie den Kopf zur rechten Schulter, nicken Sie mit der Nase auf und ab und bewegen Sie dabei den Kopf zur linken Schulter. Wählen Sie die Größe der Bewegung so, wie es Ihnen gut tut. Spüren Sie den Nackenbewegungen einige Zeit nach.

Dehnungsübungen

Die folgenden Übungen können auf einem Stuhl oder auf dem Boden, auch mit erhöhtem Gesäß ausgeführt werden. Sie mobilisieren die Wirbelsäule, und die Wirbelgelenke werden beweglicher. Sie dehnen und lockern die Muskulatur und versorgen die Bandscheiben mit Nährstoffen. Weitere Anregungen finden Sie im Kapitel *Beweglichkeitsübungen zum Aufwärmen,* Seite 11ff.

Die Wirbelsäule stützt nicht nur Ihren Körper, sondern auch Ihre Persönlichkeit, halten Sie sich daher immer aufrecht!

- Aufrecht sitzend falten Sie die Hände über dem Kopf und drehen die Wirbelsäule nach rechts und links so weit es geht. Sie spüren Dehnungen in der ganzen Rumpfmuskulatur.
- Aufrecht sitzend falten Sie die Hände hinter dem Kopf und drehen die Wirbelsäule nach rechts und links und ziehen dabei verstärkt den jeweiligen Schultergürtel nach hinten. Dabei spüren Sie eine

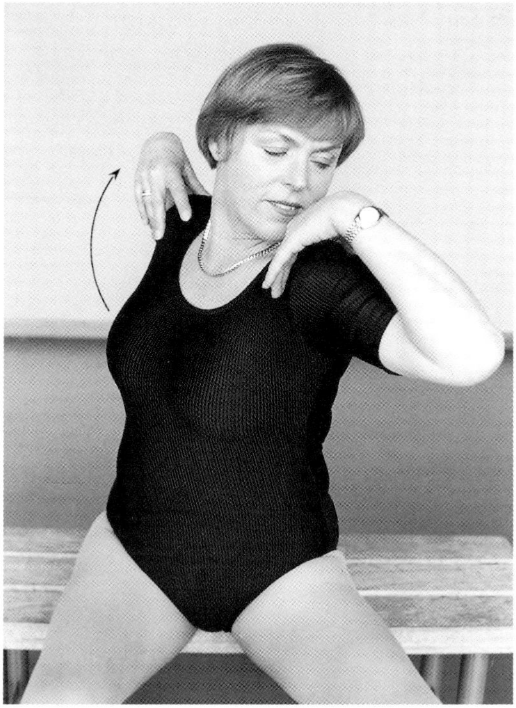

125

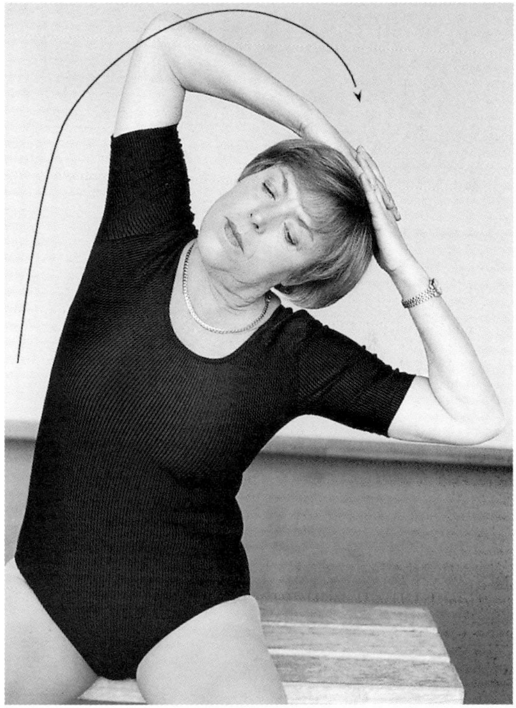

126

verstärkte Dehnung der Brust- und Schultermuskulatur.

- Aufrecht sitzend legen Sie Ihre Hände auf die Schultern und drehen die Wirbelsäule nach rechts und links. Sie können jetzt Ihren Brustkorb noch mehr in die Bewegung hinein nehmen. Stellen Sie sich vor, daß Sie den Schultergürtel vorne und hinten in eine Linie bringen wollen. Gehen Sie einmal mit dem Kopf mit, ein andermal drehen Sie den Kopf zur Gegenrichtung. Dabei bewegen sie zusätzlich Ihre Halswirbel. **(125)**
- Aufrecht sitzend falten Sie Ihre Hände über dem Kopf. Neigen Sie nun Ihren Körper ganz frontal zur Seite. Der Schultergürtel bleibt in einer Linie. Spüren Sie die Dehnung in der Brustkorbseite. Achten Sie darauf, daß der obere Arm dabei etwas nach hinten zieht. **(126)**

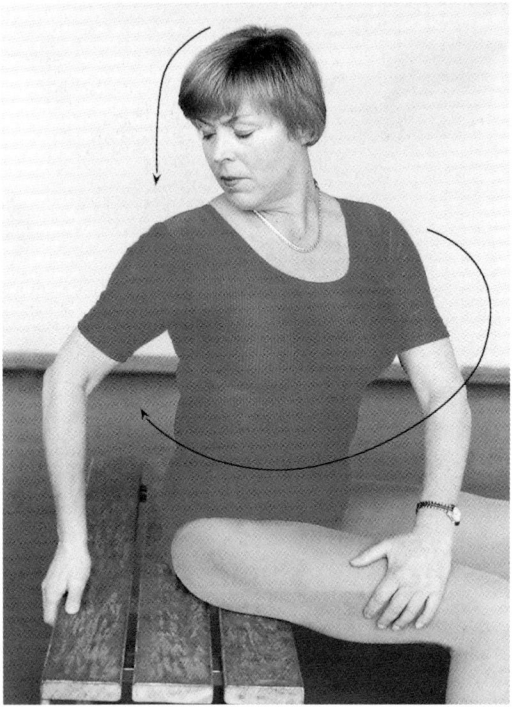

127

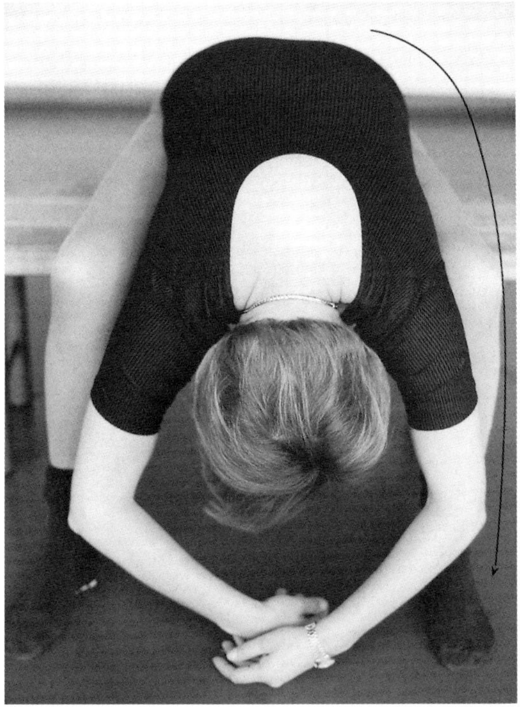

128

- Aufrecht sitzend falten Sie Ihre Hände hinter dem Kopf und neigen den Körper zur Seite. Jetzt können Sie den oberen Arm verstärkt nach hinten ziehen und den Schulter-Arm-Bereich mitdehnen.
- Aufrecht sitzend falten Sie Ihre Hände über dem Kopf und drehen die Wirbelsäule nach rechts. Dort angekommen, ziehen Sie den rechten Ellenbogen nach unten, den linken weit zur Decke hoch. Sie spüren eine verstärkte Dehnung in der vorderen Brustkorbseite. Richten Sie sich wieder auf. Drehen Sie nun zur Mitte zurück und üben Sie mit der Gegenseite.
- Aufrecht sitzend drehen Sie die Wirbelsäule nach rechts, legen dabei die linke Hand auf den rechten Oberschenkel und fassen mit der rechten Hand hinten an die Sitzfläche. Drehen Sie sich nun so weit nach rechts vom Steißbein beginnend

Wirbel für Wirbel, bis Sie mit dem Kopf über die Schulter schauen können. Kommen Sie wieder zur Mitte zurück und üben nach links. **(127)**

- Aufrecht sitzend schieben Sie Ihre Arme im Wechsel nach oben, greifen Sie ganz hoch und spüren dabei die Dehnung in der Brustkorbseite.
- Aufrecht sitzend greifen Sie erst mit dem rechten Arm ganz hoch und ziehen ihn dann schräg zur Decke. Sie spüren dabei eine verstärkte Dehnung in der Brustkorbseite. Üben Sie dann mit dem linken Arm.
- Lassen Sie jetzt Ihren Oberkörper entspannt nach unten hängen und ziehen Sie im Wechsel den rechten und linken Arm ganz bewußt aus dem Schultergürtel nach unten. Sie spüren eine Dehnung im oberen Rücken- und Schulterbereich. **(128)**
- Aufrecht sitzend heben Sie Ihre Arme in der Seithalte und schieben im Wechsel die rechte und linke Handwurzel gegen einen gedachten Widerstand. Sie mobilisieren dabei die Brustwirbelsäule mit dem Schultergürtel. **(129)**
- Ziehen Sie beide Arme nach oben, strecken Sie ganz bewußt den Oberkörper aus dem Becken heraus und stellen sich vor, Sie hätten einen Stock verschluckt. Kreisen Sie nun Ihren Körper wie einen Trichter vom Steißbein ausgehend in beide Richtungen. **(130)**

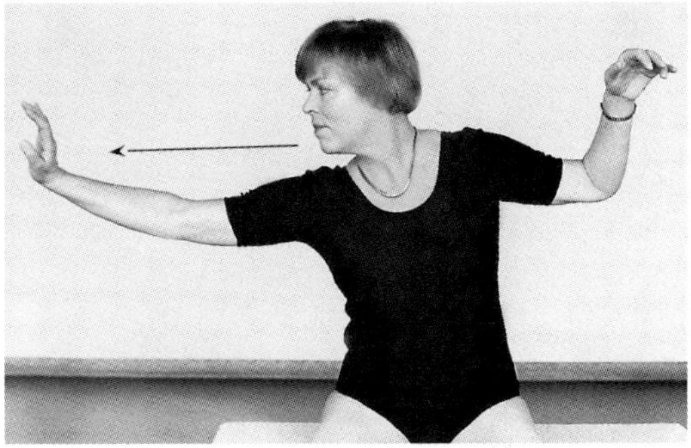

129

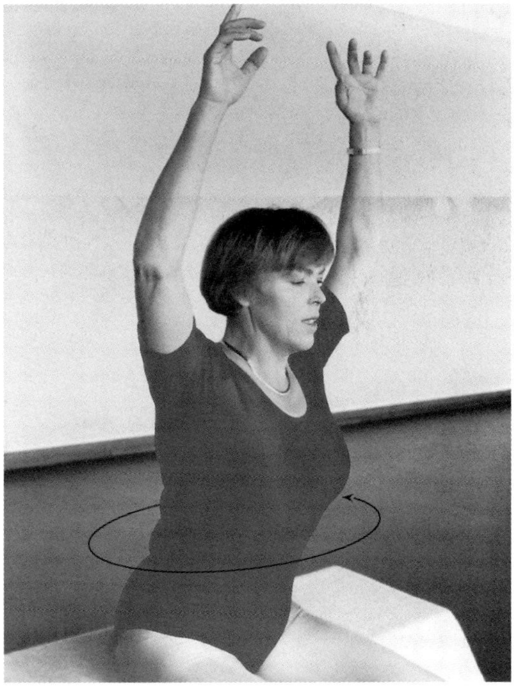

130

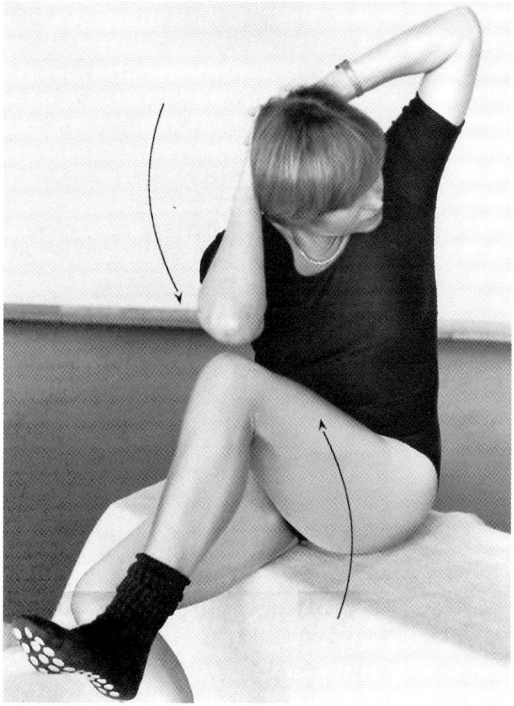

131

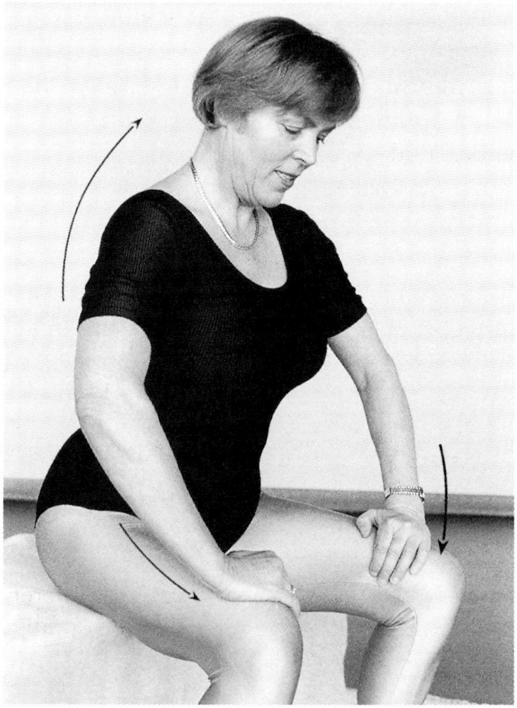

132

- Falten Sie die Hände am Hinterkopf und ziehen Sie den rechten Ellenbogen und das linke Knie zusammen und gegengleich. Dies kräftigt die Bauchmuskulatur und mobilisiert die Wirbelsäule. **(131)**

Rückenkräftigung

Setzen Sie sich aufrecht auf die vordere Stuhlkante und legen Sie die Hände so auf die Oberschenkel, daß die Finger nach innen schauen. Kippen Sie jetzt Ihr Becken vor. Rollen Sie vor die beiden Sitzbeinhöcker und spüren Sie, wie sich dabei die Wirbelsäule mit dem Kopfscheitel nach oben aufrichtet. Drücken Sie nun kräftig die Hände gegen die Oberschenkel und stemmen Sie die Fersen in den Boden, die Zehen ziehen dabei zur Nase hin. Spüren Sie die Kraft im Rücken. Lassen Sie diese wachsen, atmen Sie ruhig und gleichmäßig.

Halten Sie die Spannung 10 Sekunden lang, entspannen Sie und wiederholen dies zwei- bis dreimal. Diese Übung hilft Ihnen, Ihre Wirbelsäule mit Muskelkraft aufrecht zu halten und dadurch weniger in Fehlhaltungen auszuweichen. **(132)**

Bauchpresse

Setzen Sie sich mit lockeren Schultern und Armen hinten an die Stuhllehne. Ziehen Sie nun kräftig Ihren Bauch nach innen und drücken den unteren Rücken gegen die Stuhllehne. Halten Sie die Spannung 5 bis 10 Sekunden, entspannen und wiederholen Sie mehrmals. Die Bauchmuskeln sind die Gegenspieler der unteren Rückenmuskulatur. Daher gilt: Gute Bauchmuskeln sind der halbe Rücken. Gleichzeitig stimulieren diese Kräftigungsübungen den Verdauungstrakt.

Rückendehnung

Auf der vorderen Stuhlkante sitzend, falten Sie Ihre Hände am Hinterkopf und rollen ganz bewußt Wirbel für Wirbel am Hals beginnend den Oberkörper vor. Ziehen Sie bewußt die Schultern nach unten und nicht am Kopf. Halten Sie die Dehnung des Rückens 10 bis 15 Sekunden lang, richten Sie sich Wirbel für Wirbel wieder auf und spüren Sie den Übungen nach. **(133)**

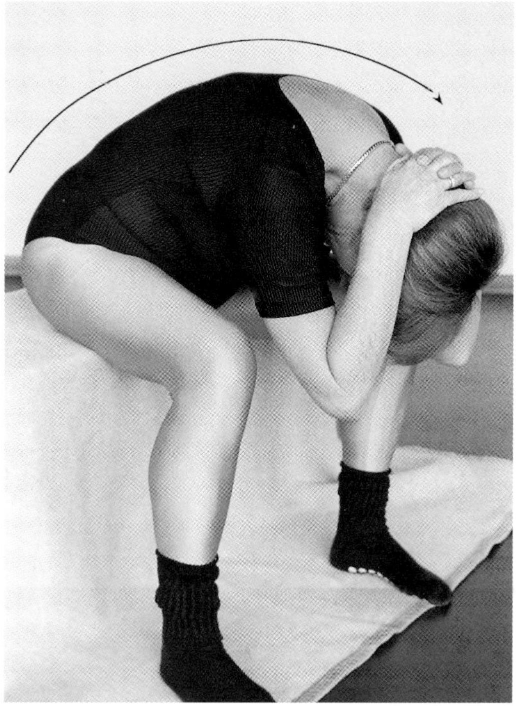

133

3. Beckenboden: Durchblutung, Kräftigung und Entspannung

Die Beckenbodenmuskulatur stützt Darm, Geschlechtsorgane und Blase und endet mit den Öffnungen des Enddarms, der Harnröhre und der Scheide bei den Frauen. Der Beckenboden besteht aus drei Muskelschichten. Ist er kräftig und elastisch, kann er das Gewicht des Oberkörpers tragen, und

Beine und Füße fühlen sich leichter an, da sie weniger Gewicht tragen müssen. Alle Muskeln des unteren Rückens verlaufen zum Beckenboden hin und erhalten von ihm, wenn er aktiviert wird, einen stärkenden Tonus. Diffuse Rückenschmerzen können dadurch verschwinden. Die Stärke der Beckenbodenmuskulatur ist für sämtliche Organe im Becken, für den Kreislauf und die Atmung wichtig, doch vor allem für die Kontinenz. Eine schwache Beckenbodenmuskulatur führt zur Harninkontinenz, dem unfreiwilligen Harnlassen. Ist andererseits diese Muskulatur verspannt, wird der Druck im Becken erhöht und der venöse Rückfluss von den Beinen zum Herzen erschwert. Die Folgen sind geschwächter Kreislauf, Krampfadern, Verstopfung, Hämorrhoiden, Afterschmerzen, Ausfluß und Unterleibsleiden.

Ein weiterer Grund für die starke Anspannung des Beckenbodens ist eine falsche Angewohnheit beim Wasserlassen, besonders bei Frauen. Statt durch Entspannung des Beckenbodens urinieren viele wie beim Stuhlgang mit der Bauchpresse. Durch die Bauchpresse wird jedoch die Blase nicht vollständig geleert. Es bleibt ein Restharn, der verantwortlich sein kann für bakterielle Blasenentzündungen. Diese Gewohnheiten sollte man ändern: regelmäßig gehen, entspannt sitzen und einfach nachgeben; die Blase entleert sich selbst ohne unser Zutun. Warten Sie danach noch eine Weile und entspannen Sie dann bewußt den Beckenboden. Dies wird erleichtert, wenn Sie sich mit runden Rücken etwas nach hinten lehnen oder den Bauch auf die Oberschenkel legen. Besonders nach dem Urinieren fällt es leicht, die Beckenbodenmuskulatur zu entspannen.

Durch schlechte Beckenhaltung, Schwangerschaften, häufig langes Stehen oder auch stundenlanges Sitzen auf weicher Unterlage, schweres Tragen und Heben und nicht zuletzt durch Übergewicht überdehnt die Beckenbodenmuskulatur, die Leibesöffnungen werden schlaff und tendieren nach hinten. Damit wird der Druck auf die Blase erhöht, man muß oft und bereits für wenig Harn zur Toilette. Wird dieser Muskel nicht trainiert, kann er sich mit zunehmendem Alter zu Bindewebe umwandeln und damit nicht mehr willentlich beherrscht werden. Die Folge ist Inkontinenz. Unfreiwilliges Harnlassen bedeutet besonders für ältere Menschen einen Verlust an Würde.

Jeder Muskel, solange er noch Muskel ist und nicht schon Bindegewebe, läßt sich bis ins hohe Alter trainieren; man muß es nur tun und zwar täglich und regelmäßig – auch der Beckenbodenmuskel.

Der Beckenboden der Frauen ist größer als der der Männer, auch labiler, da er drei Öffnungen aufweist. Doch leiden Männer verstärkt unter Durchblutungsstörungen der Beine, Hämorrhoiden und Afterschmerzen, was auf eine verspannte Muskulatur hinweist. Häufiges Harnlassen weist auch bei ihnen auf eine schwache Beckenbodenmuskulatur hin.

Nach einer statistischen Erhebung unter Frauen leiden bereits 17% der 20–30jährigen an Harninkontinenz und 33% der 30–50jährigen. Dabei ist die Dunkelziffer sicherlich hoch, da man über dieses Problem nicht spricht.

In den Altenheimen leiden 48% der noch gesünderen Senioren und 86% der pflegebedürftigen Menschen an Harninkontinenz.

Es gibt also tausend Gründe, sich diesen Muskel bewußt zu machen, ihn zu trainieren und zu entspannen. Wenn Sie die Stärke Ihrer Beckenbodenmuskulatur überprüfen wollen, gehen Sie einmal mit einer vollen Blase auf die Toilette, beginnen Wasser zu lassen, zählen dann bis 10 und stoppen dann. Tröpfelt der Urin weiter, sollten Sie zu üben beginnen. Aber auch als Vorbeugung ist regelmäßiges Beckenbodentraining wichtig.

Folgende Übungen können in jeder Position, im Sitzen, Liegen und Stehen ausgeführt werden. Nur regelmäßiges Üben bringt Erfolg. Nutzen Sie dazu jede Situation, in der Sie z.B. warten müssen.

Man kann die Beckenbodenmuskulatur mit den sie umgebenden Muskeln, also dem Gesäß und den Adduktoren, den Innenschenkeln, trainieren, aber auch isoliert. Letzteres ist schwieriger, da man sich diesen Muskel erst bewußt machen muß. Auch die Beckenöffnungen kann man einzeln und zusammen üben. Eine Muskelkontraktion muß die maximale Stärke aufweisen, damit sie aufbauend wirkt. Man muß also mehr Kraft aufwenden, als man zu haben glaubt. Danach sollte man doppelt so lange entspannen, damit wieder Blut nachfließen und die Muskulatur ernähren kann.

Schließmuskeln

Afterschließmuskel (besonders bei Hämorrhoiden, Einrissen und Afterschmerzen):
Ziehen Sie den After zusammen mit der Vorstellung, einen Faden festzuhalten und ihn dann langsam muskulär aufwärts in das Becken zu ziehen. Halten Sie ihn einen Moment lang fest und lösen Sie dann langsam den Aufwärtszug.

Scheidenmuskel (besonders bei Gebärmuttersenkung oder trockener Scheide):
Schließen Sie den Scheidenmuskel und halten Sie in der Vorstellung einen Faden fest. Diesen ziehen Sie langsam aufwärts, halten ihn etwas und lösen dann langsam die Spannung.

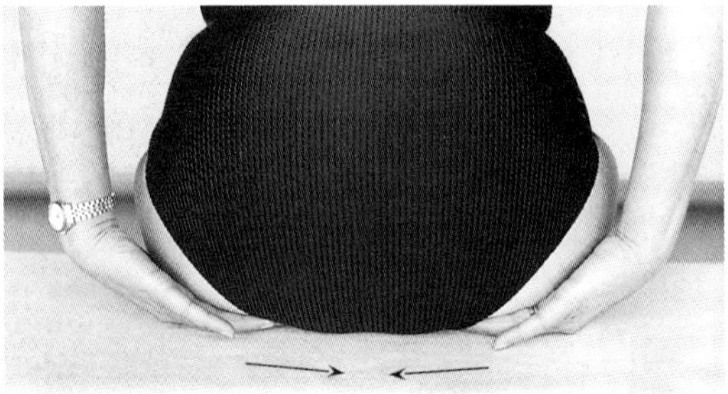

134

Blasenschließmuskel (besonders bei Blasensenkung und -schwäche):
Schließen Sie den Blasenschließmuskel und ziehen Sie ihn in der Vorstellung wie einen Reißverschluß von unten nach oben hoch. Halten Sie etwas fest und lösen Sie die Spannung langsam wieder.
Varianten:

- Üben Sie der Reihe nach: After, Scheide und Blasenschließmuskel.
- Trainieren Sie alle Schließmuskeln zusammen.
- Üben Sie in Etappen: Ziehen Sie gedanklich den Faden ein Stück hoch, ein wenig innehalten und dann weiterziehen.
- Üben Sie kombiniert mit dem Atmen: beim Einatmen hochziehen, beim Ausatmen lösen.
- Halten sie die Kontraktion mit dem Einatmen solange, wie es ohne Anstrengung möglich ist, und lassen Sie dann langsam wieder los.

Die folgenden Übungen aktivieren die innerste Schicht des Beckenbodens, das Epizentrum. Dies ist auch gemeint, wenn bei den „Kräftigungsübungen" die Anspannung des Beckenbodens verlangt wird.

Beckenboden-Aktivierung auf dem Stuhl

Setzen Sie sich auf einen Stuhl und fühlen Sie mit Ihren Mittelfingern die Sitzbeinhöcker. Stellen Sie sich nun vor, Sie ziehen ein Bällchen in die Damm-Mitte und spüren dabei, wie sich die Sitzbeinhöcker wie eine Klammer zusammenziehen. Der Gesäßmuskel sollte dabei nicht aktiv gespannt werden. Sie halten das Bällchen eine Weile und entspannen danach doppelt so lange. **(134)**

Beckenboden-Aktivierung im Liegen mit Bauchkräftigung

Legen Sie sich mit leichtem Hohlkreuz auf den Rücken und stellen Sie die Beine hüftbreit an, die Arme liegen entspannt hinten. Konzentrieren Sie sich auf den Beckenboden. Ziehen Sie das Bällchen in die Damm-Mitte und spüren Sie die Klammer der Sitzbeinhöcker. Das Gesäß sollte unbeteiligt bleiben. Mit Hilfe der Bauchmuskeln lassen Sie den unteren Rücken in die Unterlage sinken und entspannen anschließend doppelt so lange. **(135)**

Beckenboden-Aktivierung im Langsitz mit Beinspirale

Sie setzen sich auf den Boden und konzentrieren sich auf den Beckenboden. Ziehen Sie das Bällchen in die Damm-Mitte. Sie halten es fest und spüren die Klammer der Sitzbeinhöcker. Gleichzeitig läuft eine spiralförmige Bewegung von den Innenschenkeln über die Knie zum äußeren Unterschenkel und bewegt Ihre Zehen dabei nach außen. Entspannen Sie wieder doppelt so lange. **(136)**

Beckenboden-Aktivierung aus der Schulterbrücke

Legen Sie sich auf den Rücken und stellen Sie die Füße hüftbreit nah an das Gesäß, die Arme liegen entspannt hinten. Sie lassen den unteren Rücken entspannt liegen, aktivieren wie oben den Beckenboden und denken sich jetzt das Schambein zum Bauchnabel hochgerollt. Mit dieser Spannung lösen Sie nun Wirbel für Wirbel Ihr Becken vom Boden und lassen den Bauch entspannt. An Ihrem höchsten Punkt lassen Sie Ihren unteren Rücken nach unten hängen und aktivieren jetzt den Beckenboden; spannen und entspannen. Wenn Sie mit der Übung enden wollen, spannen Sie ganz fest den Beckenboden an, denken sich das Schambein zum Bauchnabel hochgerollt und rollen wieder Wirbel für Wirbel ab. Der Rücken liegt jetzt flach und entspannt auf

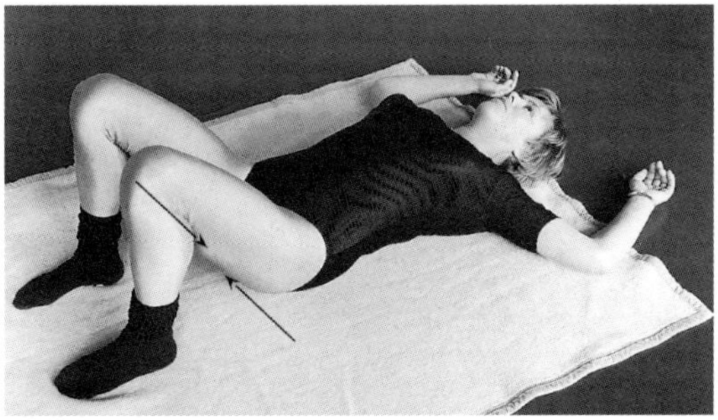

135

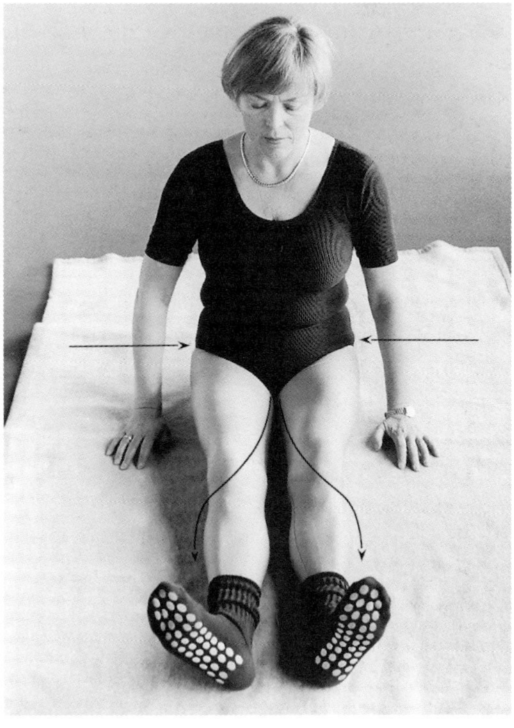

136

der Unterlage. Entspannen Sie anschließend bewußt die Beckenboden-Muskulatur. Die Übung stärkt, abgesehen von der Beckenbodenkräftigung, auch die Hüft- und Gesäßmuskulatur und dehnt den Rücken.

4. Gehirnjogging

Die folgenden Übungen verbessern die Durchblutung des Kopfes durch erhöhte Sauerstoffzufuhr, stärken die Konzentration und das Gedächtnis, vermindern Störungen der Sehkraft und der Sprache und wirken Lähmungserscheinungen entgegen. Wenn die beiden Körperhälften unterschiedliche Bewegungen ausführen, spricht man von speziellen Koordinations- oder Überkreuzübungen. Diese Übungen trainieren besonders unser Nervensystem, die grauen Zellen unseres

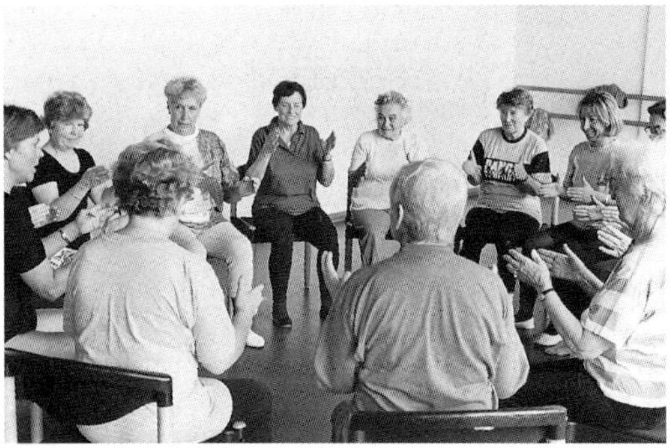

137

Gehirns. Man lernt, auf gegebene Bewegungsaufgaben schneller zu reagieren und sie adäquat auszuführen. Diese Fähigkeit wird bei unserem schnellen Lebenstempo immer wichtiger, man denke nur an die Verkehrssituation auf den Straßen. Mit gestärktem Koordinationssinn bewegen wir uns harmonischer, geschickt und gewandt. Die beiden Gehirnhälften lernen, besser miteinander zu kommunizieren. Weitere Koordinationsübungen finden Sie im Kapitel *Herz-Kreislauf-Training mit Koordinationsübungen,* Seite 27ff.
Die Wirkung der Koordinationsübungen hängt vom Maß des Interesses ab, mit denen Sie ausgeführt werden. Bleiben Sie aber geduldig. Nicht das Gelingen ist wichtig, sondern das Bemühen darum. Wenn dann entsprechende Nervenbahnen im Gehirn geschaffen sind, gehen die Übungen wie von alleine.
Üben Sie solange, bis eine Variante sitzt, und gehen Sie dann zur nächsten über. Erst regelmäßiges Üben bringt einen Erfolg.

Überkreuzbewegungen im Sitzen

Klatschserie: Setzen Sie sich aufrecht auf die vordere Stuhlkante.

- Klatschen Sie mehrmals im Wechsel in die Hände und auf die Oberschenkel.
- Klatschen Sie mehrmals im Wechsel in die Hände, dann einmal mit den Handflächen, das andere Mal mit dem Handrücken auf die Oberschenkel.

- Klatschen Sie im Wechsel in die Hände, dann mit der einen Hand mit der Handfläche, mit der anderen Hand mit dem Handrücken auf die Oberschenkel, das nächste Mal umgekehrt – mehrmals wiederholen. **(137)**

Fingerknick

Sie setzen sich aufrecht und halten die Hände vor die Brust, so daß sich die Handflächen anschauen.

- Knicken Sie jetzt nur Ihre oberen Fingerglieder ein und strecken Sie sie ganz bewußt. Stellen Sie sich vor, Sie möchten die Finger sogar überstrecken – mehrmals wiederholen.
- Strecken Sie jetzt die Finger der einen Hand, die anderen werden abgeknickt – mehrmals im Wechsel wiederholen.
  Das Strecken ist ganz wichtig, da die Finger mit zunehmenden Alter immer mehr zur Krümmung neigen. **(138)**

Fäuste mit und ohne Daumen

Sie setzen sich aufrecht und halten die Arme so, daß sich die Handflächen anschauen.

- Sie bilden eine Faust, einmal mit herausgestrecktem Daumen, das zweite Mal mit verstecktem Daumen und strecken dann die Hände wieder bewußt, mehrmals wiederholen.
- Versuchen Sie nun, rechts die Faust mit Daumen, links die Faust ohne Daumen zu bilden und umgekehrt, mehrmals wiederholen. Dies ist schon um einiges schwieriger. **(139)**

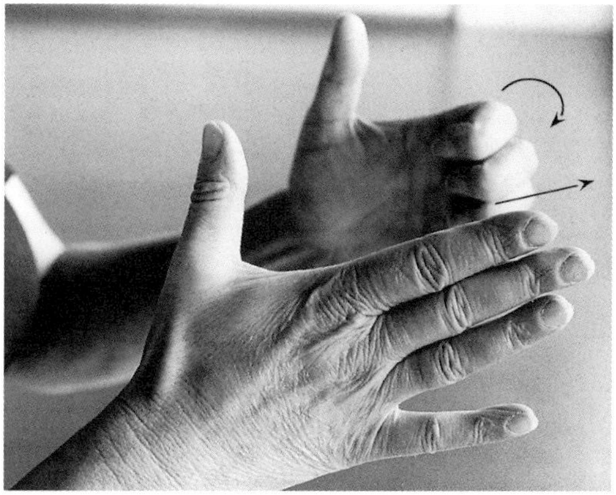

138

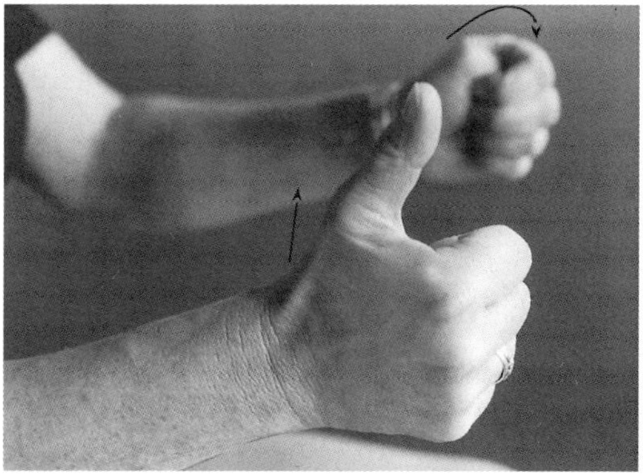

139

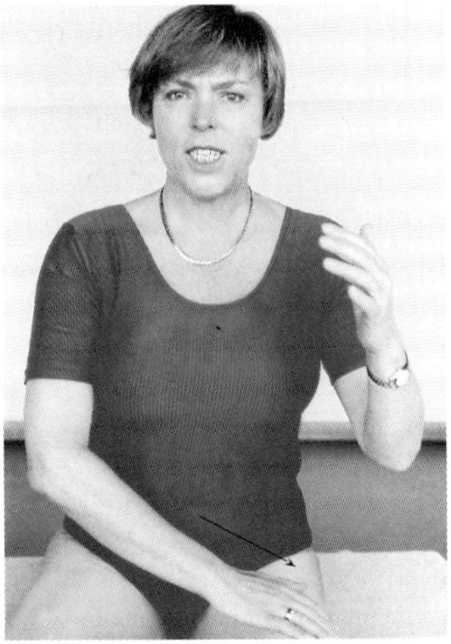

140

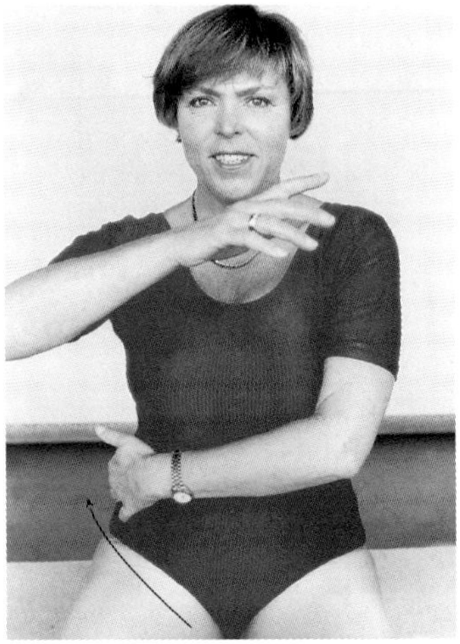

141

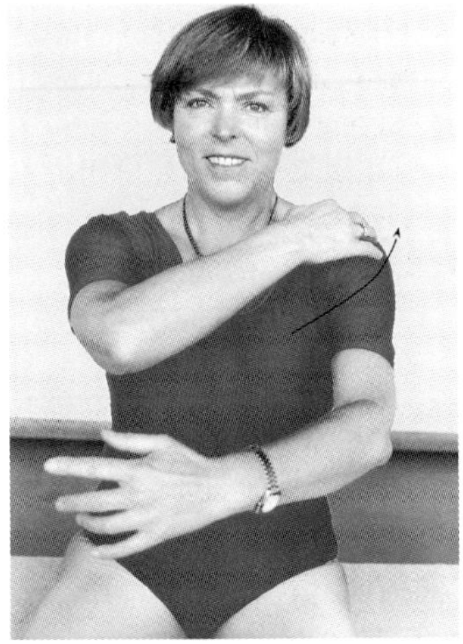

142

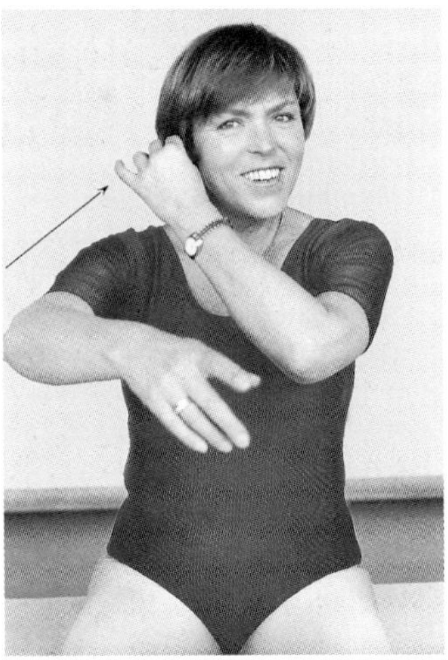

143

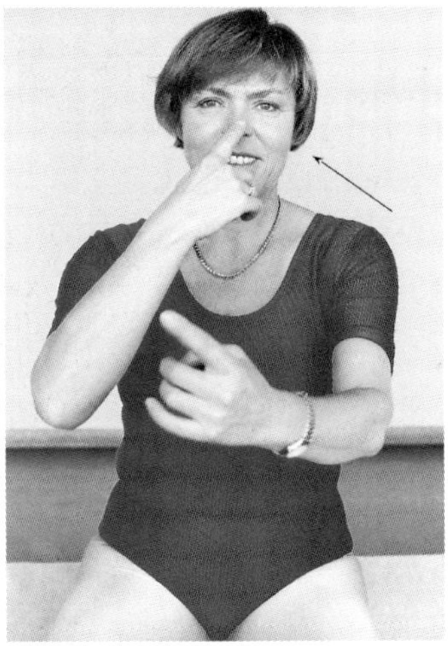

144

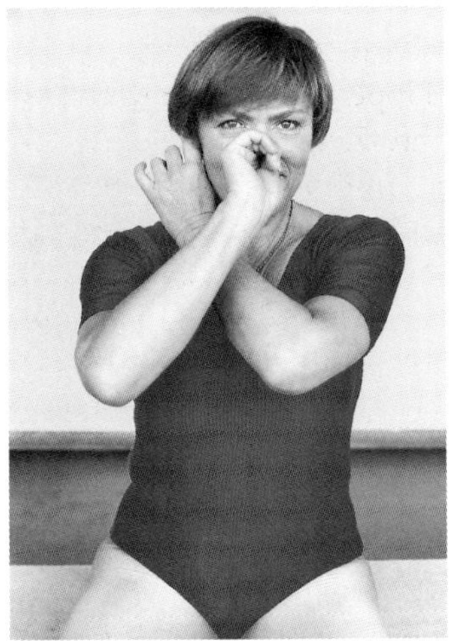

145

Klatschserie auf Körperteile

Setzen Sie sich aufrecht.

- Sie klatschen mit der rechten Hand auf den linken, mit der linken Hand auf den rechten Oberschenkel, dann
- klatschen Sie in dieser Art auf die Hüften, die Schultern, tippen sich an die Ohren,
- tippen dann mit dem rechten und linken Zeigefinger im Wechsel auf die Nase,
- fassen dann mit der linken Hand die Nase, mit der rechten Hand das linke Ohr, dann mit der rechten Hand die Nase, mit der linken Hand das rechte Ohr – mehrmals wiederholen. Das kann recht lustig werden. **(140–145)**

Fingertanz

Tippen Sie nacheinander mit den Daumen ihre Zeige-, Mittel-, Ring- und Kleinfinger an, möglichst ryhthmisch im selben Takt – mehrmals wiederholen.

Ändern Sie dann die Reihenfolge. Fangen Sie links mit Daumen und Kleinfinger an, rechts mit Daumen und Zeigefinger und wieder zurück.Versuchen Sie auch hier den Takt gleichmäßig zu halten und gleichzeitig zu enden – mehrmals wiederholen. **(146)**

Fingerheben

Legen Sie die Handflächen auf die Oberschenkel.

- Heben Sie nacheinander Zeige-, Mittel-, Ring- und Kleinfinger hoch. Die anderen Finger sollten jeweils liegen bleiben – mehrmals wiederholen.
- Legen Sie nun rechts die Handfläche, links den Handrücken auf die Oberschenkel und wiederholen Sie das Fingerheben, auch umgekehrt. Dies erfordert einige Koordinationsleistung im Gehirn. **(147)**

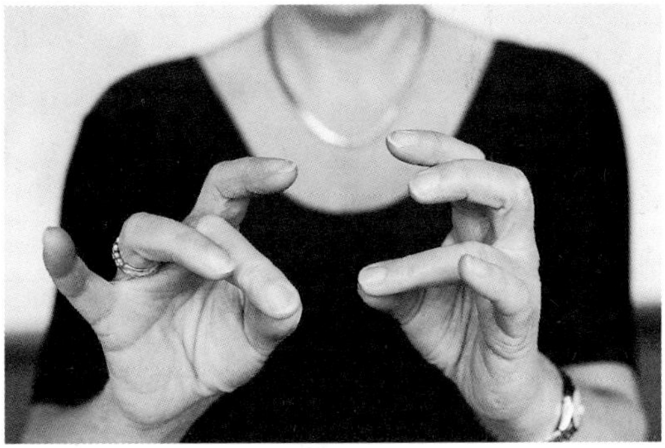

146

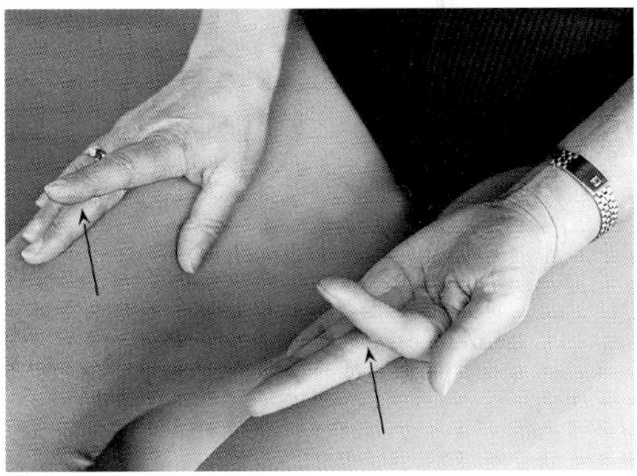

147

Fäuste spreizen

Ballen Sie eine feste Faust und versuchen Sie, einen Finger nach dem anderen hochzuspreizen. Die anderen Finger sollten möglichst in der Faust stecken bleiben. Dehnen Sie anschließend Ihre Finger, in dem Sie sie gespreizt aufeinandersetzen und kräftig drücken, bis sich die Dehnung von den Fingern in die Händfläche ausbreitet. **(148)**

Klopfmassage

Sie spreizen Ihre Finger und klopfen mit den zehn Fingerspitzen sanft im Rythmus gleichmäßig verteilt auf ihre Kopfhaut. Seien Sie mit aller Aufmerksamkeit dabei und spüren Sie den kleinen Erschütterungen nach. Diese Übung durchblutet die gesamte Gehirnregion.

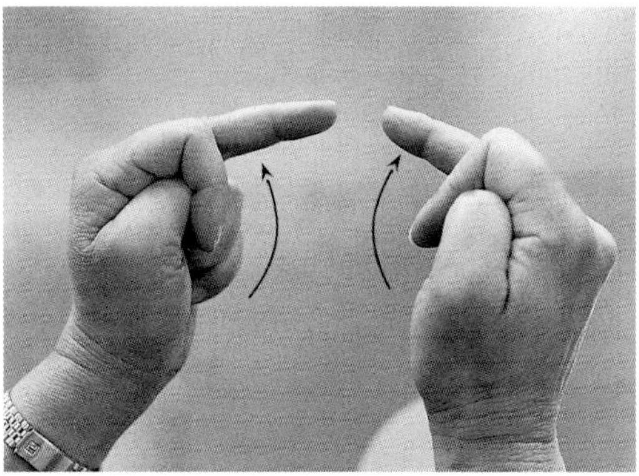

148

Finger-Qigong nach Meister Wang

Nach der Theorie des chinesischen Meisters gebraucht der Mensch nur 10% seiner Gehirnkapazität. Der Körper besteht aus 206 Knochen, die alle mit dem Nervensystem und dem Gehirn verbunden sind. Die Hände allein bestehen aus 54 Knochen. Die Nervenfasern, die an diesen Knochen sitzen, machen somit ein Viertel des Gehirns aus. Wenn wir also mit den Fingern arbeiten, wird unser Gehirn zu einem Viertel aktiviert. Man denke nur an die Pianisten Rubinstein und Horowitz, die im hohen Alter ihre besten Konzerte gegeben haben. Gleichzeitig befinden sich an den Händen Akupunkturpunkte, mit denen man Krankheiten heilen kann.

Folgende Übungen (vgl. Meister Wangs Fingerspiele, 1996) lassen sich auch leicht beim Fernsehen ausführen. Trotzdem sollte man versuchen, mit Aufmerksamkeit dabei zu sein.

- *Schmetterling:* Legen Sie Ihre Hände zusammen wie zum Gebet und versuchen Sie nun, Ihre beiden kleinen Finger zu verschränken. Einmal geht der Finger der rechten Hand vor den der linken, das andere Mal umgekehrt. Wiederholen Sie 32× und versuchen Sie, die anderen Finger dabei ruhig zu halten. Am Anfang ist es schwierig, doch bei täglicher Übung spüren Sie bereits nach zwei bis drei Wochen eine merkliche Besserung. **(149)**

Wiederholen Sie nun je 32× mit allen anderen Fingern.

- *Schmetterling trifft Stockfisch:* Legen Sie die Hände wieder zusammen und stellen Sie dann die rechte Hand unter Spannung, die Finger leicht gespreizt. Die rechte Hand ist jetzt der Stockfisch. Nun führen Sie die Verschränkungen nur von der linken Hand aus, ein Finger kommt nach dem anderen, je 32×. Versuchen Sie auch hier, die übrigen Finger ruhig zu halten.
Dehnen Sie dann die Finger, gespreizt aufeinander drückend.

- *Doppelter Schmetterling:* Spreizen Sie nun immer zwei Finger zusammen: Klein- und Ringfinger, dann Klein- und Mittelfinger, dann Klein- und Zeigefinger, dann Kleinfinger und Daumen. Die nächste Runde: Ring- und Mittelfinger, Ring- und Zeigefinger, Ringfinger und Daumen. Die nächste Runde: Mittel- und Zeigefinger, Mittelfinger und Daumen. Die nächste Runde: Zeigefinger und Daumen. Auch hier je 32× und versuchen Sie immer, die übrigen Finger so gut es geht ruhig zu halten. **(150)**
Die Übung können Sie mit jeweils drei und später vier Fingern steigern. **(151)**

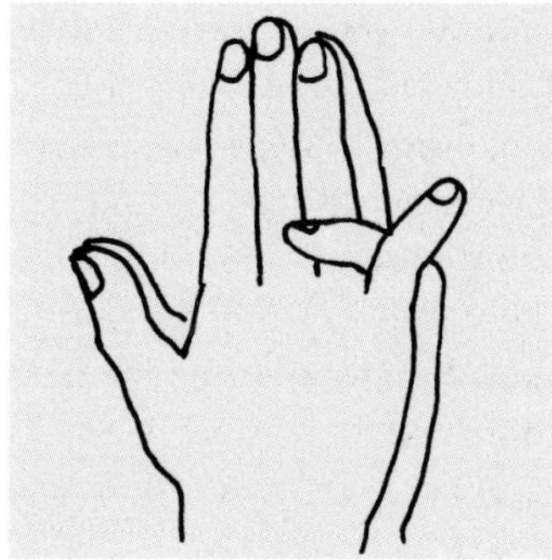

149

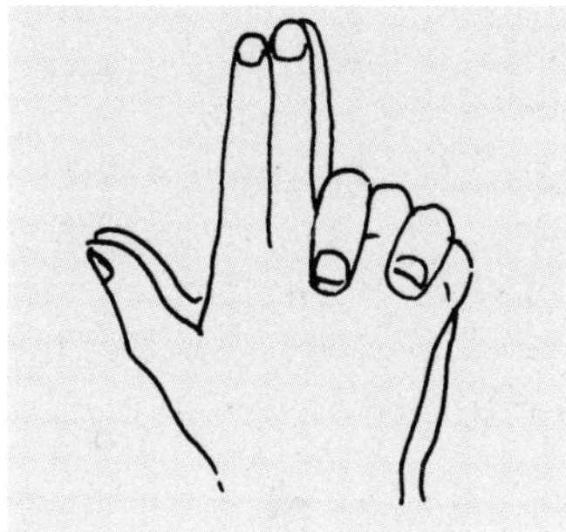

150

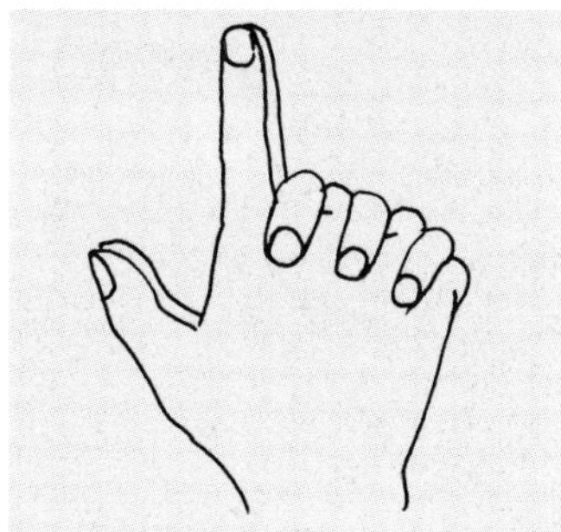

151

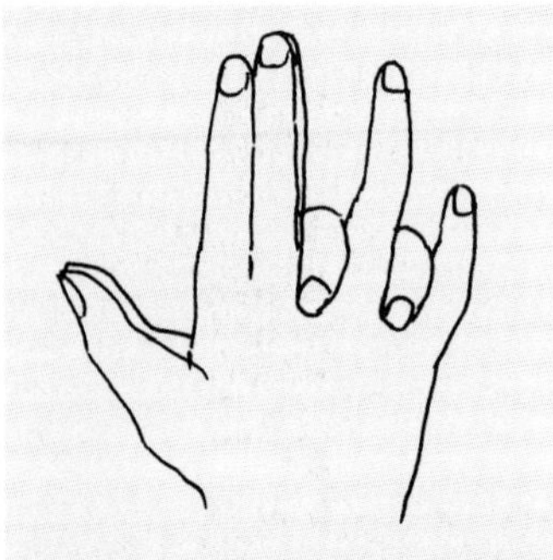

152a

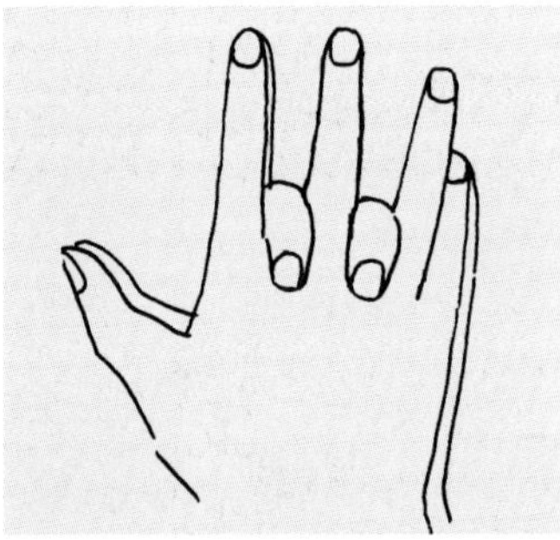

152b

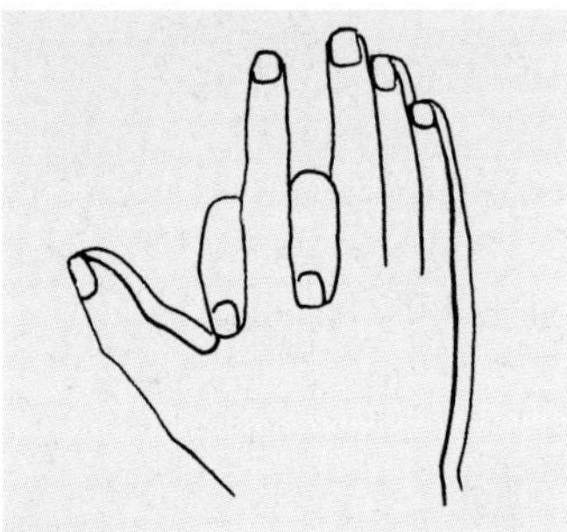

152c

- *Zwei Schmetterlinge treffen zwei Stockfische:* Wiederholen Sie in der Reihenfolge der letzten Übung, wobei die Finger der rechten Hand wieder Stockfisch sind. **(152a–c)**
  Auch diese Übungen können Sie erweitern mit zunächst jeweils drei und dann vier Fingern.
  Spreizen Sie am Schluß immer fest Ihre Finger, um der Fingerkrümmung entgegenzuarbeiten.
- *Fingerkreisen:* Halten Sie Ihre Hände vor sich und kreisen Sie jetzt mit den Fingern einzeln aus dem Grundgelenk heraus in beide Richtungen je 32×. Beginnen Sie mit dem Daumen. Ring- und Kleinfinger mögen meist gar nicht mehr gehorchen. Gehen Sie trotzdem mit Geduld daran und setzen Sie kleine Impulse. Auch hier sollten Sie versuchen, die anderen Finger ruhig zu halten. Bekannt ist die Geste eines nervösen Menschen, der die Hände in den Schoß legt und die Daumen ineinander kreist. Auch dies beruhigt nach Meister Wang Nerven und Geist.
- *Fingerknicken:* Knicken sie nacheinander Ihre Fingerendglieder ab, am Daumen beginnend und je 32×. Auch hier sollten Sie wieder versuchen, die übrigen Finger ruhig zu halten. Dies wird nicht immer gelingen. Wichtig ist das Bemühen darum. Dehnen Sie am Schluß die gespreizten Finger.

5. Schulung der Sinnesorgane

Gleichgewichtsübungen

Bei Gleichgewichtsübungen sind Sehvermögen, Gehör und Tastsinn beteiligt. Sie strahlen auf das Zentralnervensystem aus, wo die Integration der Muskelbewegung erfolgt, und geben die Lage der Muskeln, Sehnen und Gelenke an. Das Gleichgewichtsorgan liegt im Innenohr und gibt bei Lageveränderungen des Kopfes Nervenimpulse zum Klein- und Großhirn und zu den Augenmuskelkernen. Störungen führen zu Veränderungen der Muskelkoordination, z.B. beim Gehen zu einem stolperndem Gang. Darum ist es wichtig, das Gleichgewichtsorgan immer wieder durch Gleichgewichtsübungen zu trainieren.

Das Training besteht hier aus Halteübungen, wie etwa dem Stand auf einem Bein. Sie sind deshalb anspruchsvoll, weil bei ihrer Ausführung nur eine kleine Stützfläche vorhanden ist. Sie erleichtern sich die Übung, wenn Sie auf dem Boden oder an der Wand vor sich einen Punkt fixieren und die Arme zur Seite hin ausstrecken.

Wenn Sie dabei die Augen schließen, spüren Sie, wie diese mit dem Gleichgewichtsorgan zusammenspielen.

- Sie stehen auf einem Bein und schwingen das andere vor und zurück, locker aus dem Hüftgelenk – Beinwechsel. **(153)**
- Sie stehen auf einem Bein und zeichnen mit dem anderen Kreise aus dem Hüftgelenk wie ein Trichter – Beinwechsel.
- Sie nehmen ein Knie hoch zum Bauch und schwingen es von rechts nach links – Beinwechsel.
- Sie stehen auf einem Bein und bewegen das andere gebeugt hoch und runter, ohne es hinzustellen – Beinwechsel. **(154)**

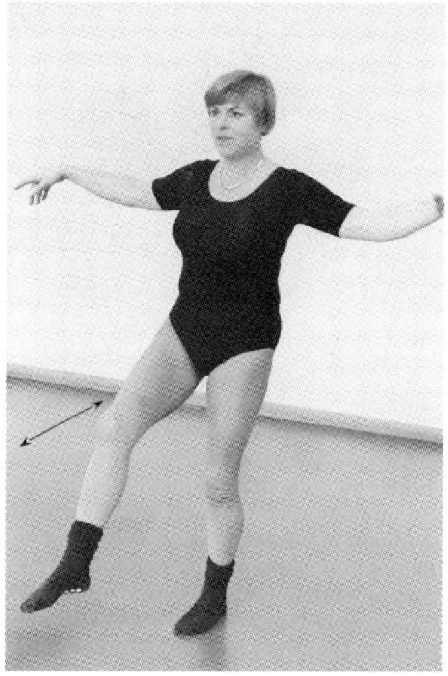

153

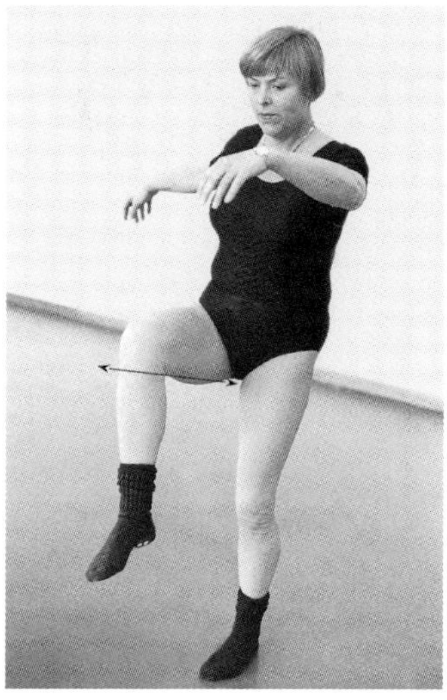

154

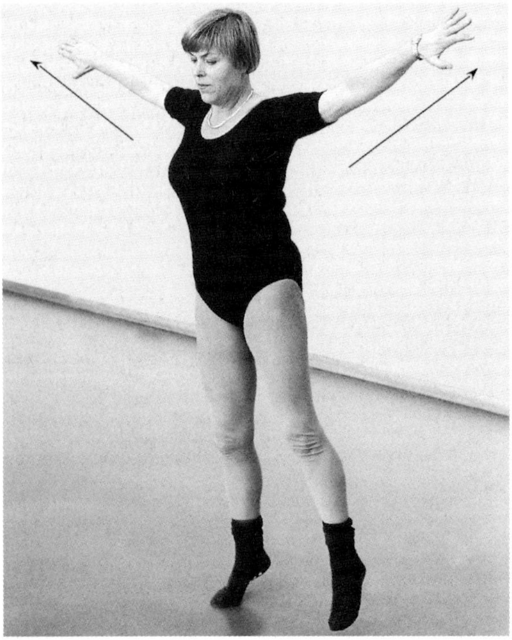

155

- Sie stehen auf einem Bein und schwingen das andere gebeugt vor und zurück, gleichzeitig aber die Arme im Gegenschwung vor und zurück. Wenn das rechte Knie gehoben ist, schwingt der linke Arm vor, der rechte zurück.
- Stellen Sie sich mit leicht gegrätschten Beinen hin und nehmen Körperspannung auf. Die Arme weisen schräg nach oben wie beim Andreaskreuz, gespannt bis in die Fingerspitzen. Die Handflächen schauen nach hinten. Versuchen Sie nun die Fersen zu heben, konzentrieren sich dann auf ein Standbein und versuchen Sie, das andere etwas vom Boden zu lösen. Halten Sie, so lange es geht. Wechseln Sie dann das Standbein. **(155)**

Übungen zur Verbesserung des Sehvermögens

Setzen Sie sich aufrecht, die Hände ruhen auf den Oberschenkeln. Üben Sie ohne Brille. Drehen Sie nun lediglich Ihren Kopf nach rechts und links. Schauen Sie, wie weit Ihre Augen rückwärts sehen können und wie weit sich das Kinn nach hinten drehen kann. Überprüfen Sie am Schluß der Übungsreihe, ob sich die Übungen auch verbessernd für die Drehbewegung der Halswirbel ausgewirkt haben. Richten Sie nun Ihre Aufmerksamkeit auf Ihre Wirbelsäule und die Rückenmuskulatur. Richten Sie vom Steißbein ausgehend die Wirbelsäule Wirbel für Wirbel auf, bis der Kopf bei geradem Blick nach vorne fast schwebend auf den Halswirbeln ruht. Entspannen Sie und wiederholen dann das Aufrichten mehrmals. Die Schultern sollten bei aufgerichteter Wirbelsäule locker nach unten hängen, der Nacken lang und der Brustkorb weit geöffnet sein. Bei den folgenden Übungen halten Sie diese aufrechte Position, in den Pausen entspannen Sie.

- Heben Sie nun Ihre beiden Hände, etwa 30 cm auseinander mit nach oben ge-

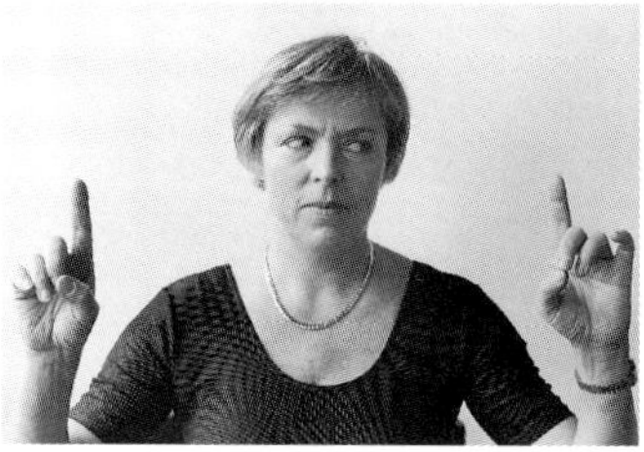

156

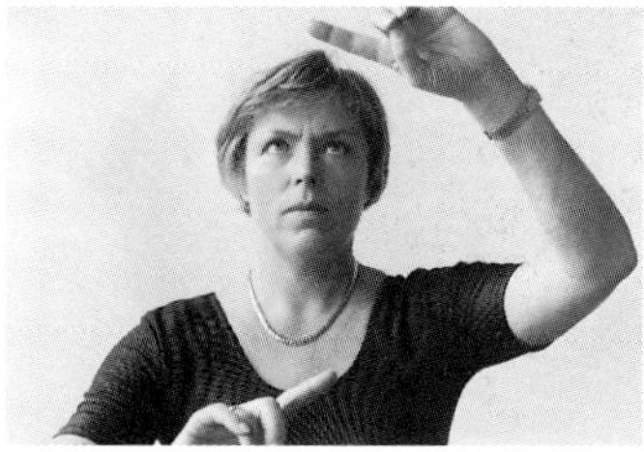

157

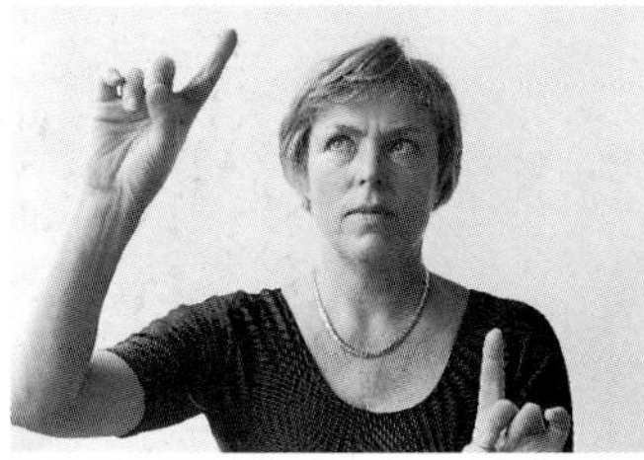

158

streckten Zeigefingern, bis etwa 25 cm vor Augenhöhe. Lassen sie Ihren Blick von einem Zeigefinger zum anderen wandern, ohne den Kopf zu bewegen, 5× hin und her. Dann schließen Sie die Augen und entspannen bewußt, auch in der Haltung. Wiederholen Sie nochmals und entspannen Sie erneut mit geschlossenen Augen. **(156)**

- Ziehen Sie Ihre Arme so weit zur Seite, daß Sie mit Ihren Augen die Zeigefinger gerade noch sehen können, ohne Ihren Kopf zu bewegen. Wiederholen sie in dieser Position die oben beschriebene Übung.
- Halten Sie nun Ihre Zeigefinger in der Senkrechten etwa 25 cm vor den Augen, und zwar soweit voneinander entfernt, daß Sie sie noch sehen können, ohne den Kopf zu bewegen. Wandern Sie nun mit den Augen nach oben und unten zu den Zeigefingern und halten Sie den Kopf ruhig – 5× wiederholen. Entspannen Sie mit geschlossenen Augen und wiederholen Sie nochmals, dann erneut entspannen. **(157)**
- Halten Sie ihre Zeigefinger auf einer Diagonallinie etwa 25 cm vor den Augen und zwar so, daß Sie die Zeigefinger noch sehen können. Sie wandern nun mit den Augen von einem Finger zum anderen, 5× wiederholen und entspannen; dann wechseln Sie zur anderen Diagonale, wiederholen Sie die Übung 5× und entspannen wieder. **(158)**
- Halten Sie Ihren Daumen etwa 25 cm vor das Gesicht und zeichnen mit ihm vor dem Gesicht vertikale Kreise, so groß, daß Sie gerade noch sehen können, ohne den Kopf zu bewegen, je 3×, in beide Richtungen. Schließen Sie die Augen und entspannen Sie.
- Halten Sie Ihren Daumen etwa 20 cm vor das Gesicht und versuchen Sie, ihn mit jedem Auge einzeln anzuschauen. Wenn Sie nun zwei Daumen sehen, ist Ihnen dies gelungen. Halten Sie diesen stereoskopischen Blick 5 bis 10 Sekunden lang, und entspannen Sie anschließend mit geschlossenen Augen. Stereoskopisches Sehen bedeutet

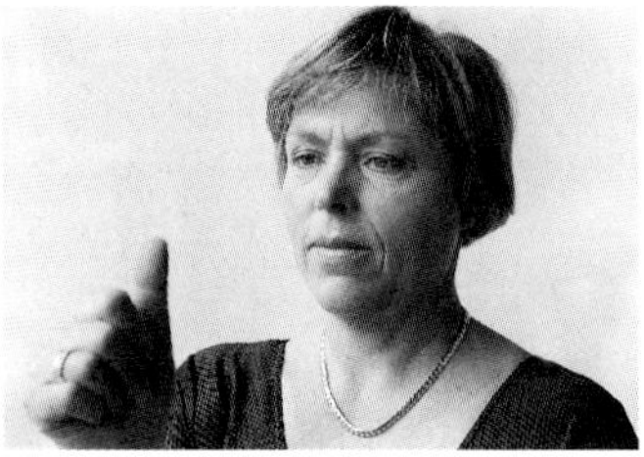

159

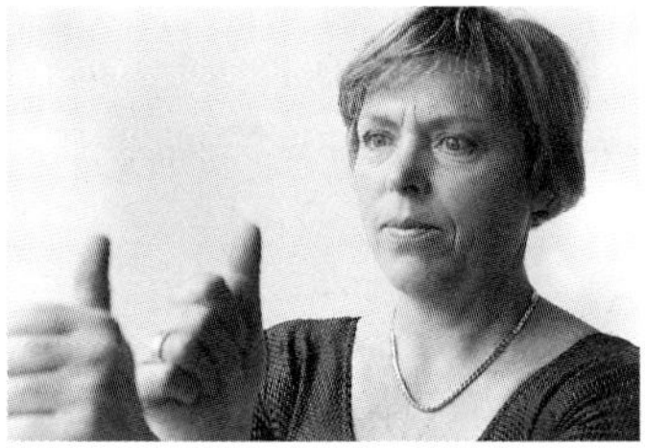

160

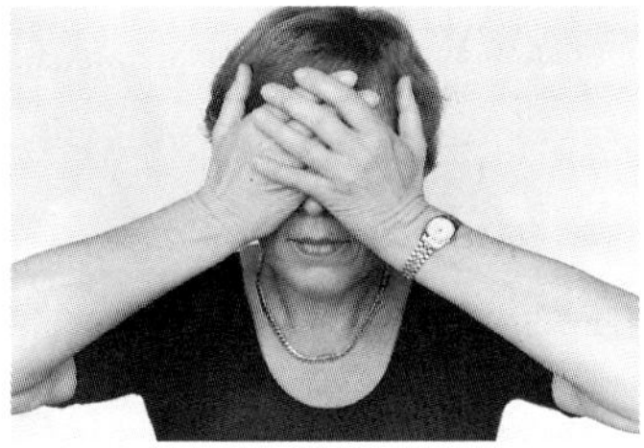

161

räumliches Sehen und ist nur dann gut möglich, wenn beide Augen annähernd gleiche Sehschärfe besitzen. **(159)**

- Halten Sie nun Ihren linken Daumen etwa 10 cm hinter dem rechten und fixieren Sie im Wechsel den vorderen und hinteren Daumen. Wenn Sie drei Daumen sehen, halten Sie diesen stereoskopischen Blick 5 bis 10 Sekunden lang und entspannen danach mit geschlossenen Augen. **(160)**
- Sie stellen sich vor, daß an Ihrer Nasenspitze ein Bleistift steckt, und zeichnen mit diesem an der gegenüberliegenden Wand eine liegende Acht. Der Kopf darf sich jetzt mit bewegen. Mehrmals wiederholen, dann wieder mit geschlossenen Augen entspannen.
- Sie stellen sich vor, daß an ihrer Nasenspitze ein breiter Pinsel steckt, und zeichnen bei geschlossenen Augen eine mit breiten Malstrichen mehrmals eine liegende Acht. Am Schluß dieser Serie reiben Sie sich Ihre Hände warm und legen dann die Handflächen so auf die Augen, daß diese bedeckt aber nicht zugedrückt werden. Spüren Sie nun, wie wärmende Energie von den Handflächen in die Augen bis zum Sehzentrum im Hinterkopf fließt. Diese Übung nennt man auch „Palmieren“. Sie empfiehlt sich immer dann, wenn die Augen müde sind. Sie stützen dazu Ihre beiden Ellenbogen auf, legen die Hände wie kleine Höhlen auf die Augen und entspannen. **(161)**
- Drehen Sie abschließend wieder langsam Ihren Kopf nach rechts und links. Sie stellen jetzt vermutlich eine Verbesserung der Drehfähigkeit fest.

Regelmäßig ausgeführt, beleben diese Übungen die Augenmuskulatur, verbessern die Sehkraft und lassen die Augen nicht mehr so schnell ermüden. Anfangs werden sie vielleicht ruckartig ablaufen, mit der Zeit aber fließend und gelöst. Sie verdeutlichen auch die Zusammengehörigkeit der Nacken- und Augenmuskulatur.

Augenmassagen

Diese Augenmassagen entstammen dem Wissen der Traditionellen Chinesischen Medizin und bringen Energien über Akupunkturpunkte zum Fließen (Akupressur). Sie können öfters wiederholt werden. Es empfiehlt sich, mit voller Aufmerksamkeit zu massieren. Je besser die Energien fließen, desto besser wird man sehen können.

- Reiben Sie sich Ihre Handflächen warm, legen Sie dann Ring- und Mittelfinger auf die oberen und unteren Augenlider und massieren Sie sanft von innen nach außen und zurück, 24×. **(162)**
- Legen Sie nun Ring-und Mittelfinger in die Höhle zwischen Nase und Augen und massieren sanft kreisend, 12×. **(163)**
- Legen Sie nun Mittel- und Ringfinger an die Schläfen in Augenhöhe und massieren Sie sanft kreisend, 12×. **(164)**
- Kreisen Sie nun mit Ihren Mittelfingern innerhalb der knöchernen Augenhöhle, in beide Richtungen je 9×. **(165)**
- Zupfen Sie mit Daumen und Zeigefinger die Oberlider, 9×.

Wann immer Sie lächeln, vor allem mit den Augen, entspannt sich die Augenmuskulatur, mit ihr die Großhirnrinde und die Stirn. Die Energien können frei fließen. Wenn Sie angestrengt und verärgert über etwas nachdenken, verspannt sich diese Muskulatur und der Energiefluß ist gestört.

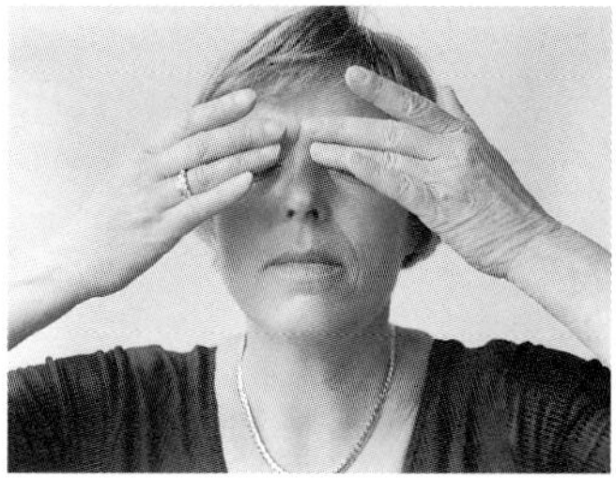

162

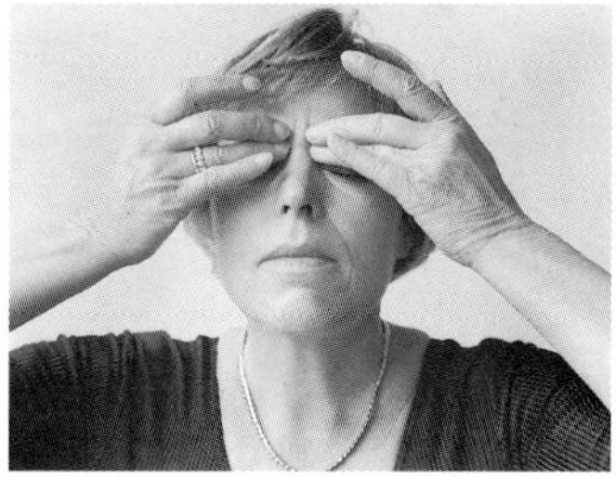

163

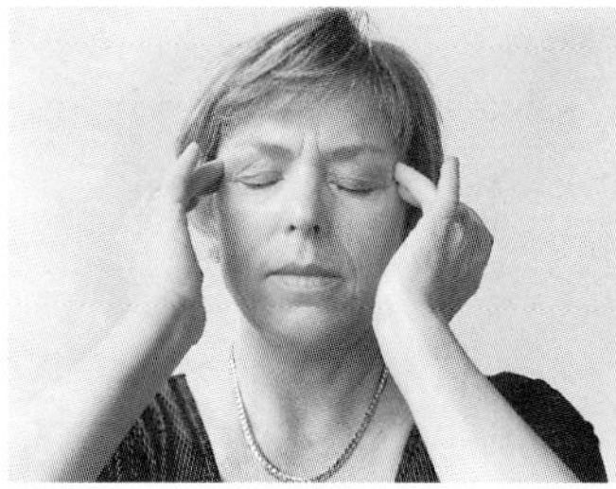

164

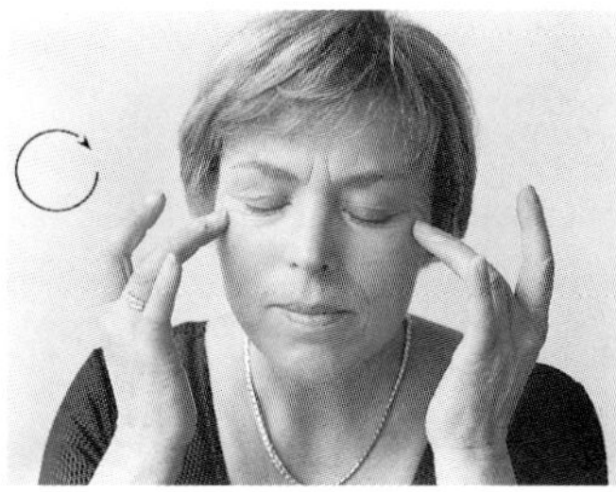

165

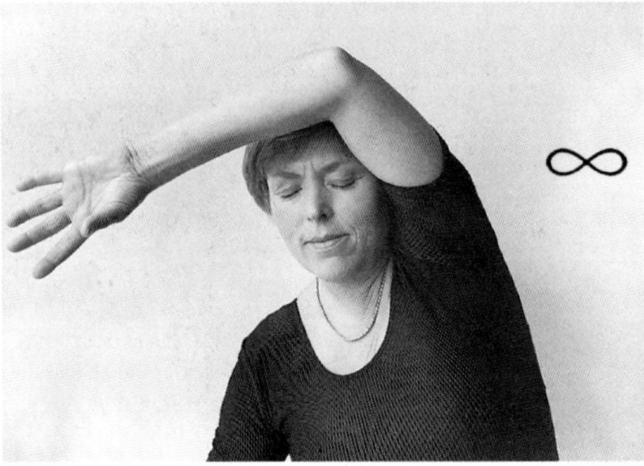

166

Übungen zur Förderung des Hörvermögens

Nehmen Sie sich für folgende Übungen Zeit, üben Sie langsam. Sie durchbluten die Gehörregion und verbessern das Hören. Üben Sie besonders dann regelmäßig, wenn Sie bereits Schwierigkeiten haben, leise Töne wahrzunehmen. Mögen Ihre Ohren anfangs den Übungen nicht folgen wollen, bleiben Sie trotzdem geduldig dabei. Wenn man schlecht oder gar nicht hört, fühlt man sich isoliert und ausgeschlossen.

- Öffnen Sie Ihre Ohren in Gedanken weit und versuchen Sie bewußt zu hören, als wären Sie ganz interessiert.
- Öffnen Sie Ihre Ohren in Gedanken weit und stellen Sie sich vor, Sie möchten etwas weit Entferntes hören.
- Stellen Sie sich einige Zeit lang vor, Sie wollen von weit oben hören.
- Stellen Sie sich einige Zeit lang vor, Sie wollen von weit hinten hören.
- Stellen Sie sich einige Zeit lang vor, Sie ziehen Ihre Ohren muskulär nach hinten.
- Stellen Sie sich einige Zeit lang vor, Sie ziehen Ihre Ohren muskulär nach oben.

Liegende Acht mit Gegendruck

Legen Sie den rechten Oberarm auf Ihr rechtes Ohr, drücken Sie dagegen und zeichnen mit Ihrem Arm eine liegende Acht, 12×, dann mit dem linken Oberarm wiederholen. Der ganze Körper schwingt mit. Sie spüren, wie die Region um das Ohr heiß und durchblutet wird. **(166)**

Ohrmassagen

Auch diese Ohrmassagen kommen aus der Traditionellen Chinesischen Medizin und regen den Energiefluß an. Bei beginnender Alterstaubheit sollten sie zweimal täglich wiederholt werden:

- Sie drücken mit dem Zeigefinger stark auf den Tragus, den klappenartigen Vorsprung der Ohrmuschel, und verschließen damit das Ohr. Klopfen Sie nun mit dem Mittelfinger 36× auf den Nagel des Zeigefingers. Das Geräusch sollte laut sein und eine Vibration erzeugen. Spüren Sie dieser Vibration nach.

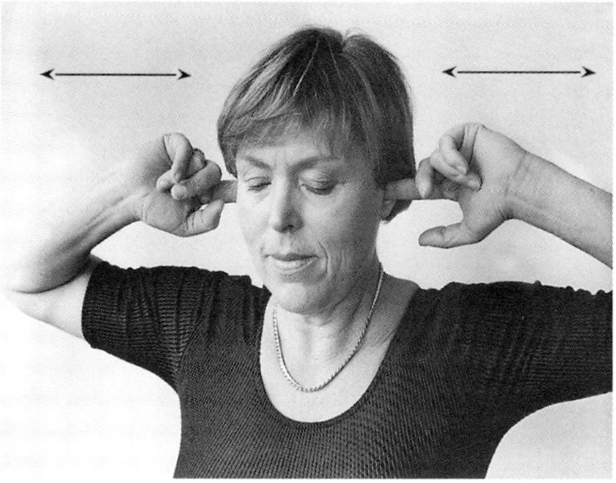

167

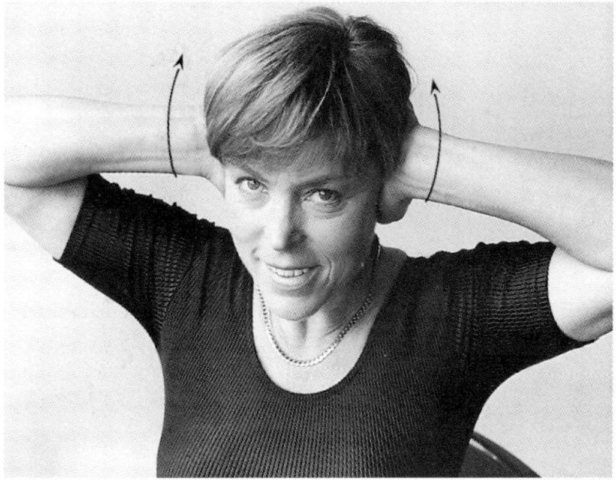

168

- Sie schließen mit Ihren Handballen die Ohren zu und trommeln mit den Fingerspitzen beider Hände rhythmisch 40× in einem gemächlichen Takt auf den Hinterkopf und ziehen dann die Hände ruckartig weg.
- Sie stecken die Zeigefinger in die Gehörgänge, drücken mit ihnen mehrfach gegen die Öffnung und ziehen Sie sie dann plötzlich heraus, um einen Druck zu erzeugen – mehrmals wiederholen. **(167)**
- Sie drücken die Nasenflügel zu und stellen sich vor, gegen den Druck der Finger ein- und auszuatmen, das Trommelfell sollte dabei vibrieren.
- Sie legen die Handflächen auf die Ohren und pumpen mit diesen kräftig schräg nach hinten – 9× wiederholen. Sie regen damit den Lymphfluß an.
- Sie legen nun den Zeigefinger hinter und den Mittelfinger vor das Ohr und massieren kräftig hin und her, 36×. **(168)**

6. Aktivierung der Fußreflexzonen

An den Fußsohlen befinden sich nervenähnliche Verbindungen, die zu allen Teilen des Körpers laufen. Der ganze Fuß ist aufgeteilt in kleine Zonen, die den einzelnen Bereichen und inneren Organen des Körpers zugeordnet sind. Die Aktivierung dieser Zonen führt zu einer besseren Durchblutung derselben und der zugehörigen Organe. Sie beugt Durchblutungsstörungen vor, löst Spannungen und wirkt heilend auf das ganze Körpergeschehen.

Zur Aktivierung der Fußreflexzonen ziehen Sie bitte Ihre Schuhe aus und wiederholen die Übungen jeweils etwa 10×. Stehen Sie aufrecht, die Beine schulterbreit, und stellen Sie die Füße parallel, nach vorne ausgerichtet:

- Verlagern Sie das Körpergewicht mehrmals von einem Fuß auf den anderen. Der nicht belastete Fuß verläßt aber nicht den Boden, nur das Knie wird leicht gestreckt. Pendeln Sie ohne Anstrengung ruhig hin und her und passen Sie die Atmung der Bewegung an. Der Blick bleibt immer nach vorne gerichtet. Wenn Sie wollen oder können, schließen Sie die Augen, um bewußter die folgenden Rollbewegungen zu spüren. Achten Sie darauf, daß die Knie immer locker bleiben und nicht durchgedrückt werden und daß die Schultern locker nach unten hängen.
- Verlagern Sie das Körpergewicht ganz auf den rechten Fuß, der linke bleibt stützend stehen. Rollen Sie nun Ihre Fußsohle wie eine Walze mit Druck von der Ferse zu den Zehenspitzen und wieder zurück. Je kräftiger Sie drücken, desto mehr Zonen massieren Sie, das Becken bewegt sich locker mit. Kurze Pause.
- Rollen Sie die Fußsohle mit festem Druck von der Innenkante zur Außenkante und wieder zurück.
- Belasten Sie den Fußballen, die Ferse hebt sich hoch, und rollen Sie den Fußballen vom großen Zeh zum kleinen und wieder zurück; der Körper bewegt sich locker mit. Kurze Pause.
- Belasten Sie jetzt die Ferse und heben die Zehen hoch. Kreisen Sie mit Ihrer Ferse in beide Richtungen, das Becken kreist mit, die Knie bleiben locker. Kurze Pause.
- Belasten Sie die rechte Außenkante des Fußes, heben Sie die Innenkante hoch und rollen die Außenkante von der Ferse zum kleinen Zehen und zurück. Der Körper schwingt locker mit. Kurze Pause.
- Belasten Sie jetzt die Innenkante, heben Sie die Außenkante hoch und rollen die Innenkante von der Ferse zum großen Zeh und wieder zurück. Versuchen Sie, möglichst viel Fläche abzudrücken, auch wenn dies etwas schwierig ist. Der Körper schwingt locker mit. Kurze Pause.
- Belasten Sie jetzt den Fußballen, heben Sie die Ferse hoch und kreisen je 5× in beide Richtungen über Fußballen und Zehen. Der Körper kreist locker mit. Kurze Pause.
- Kreisen Sie jetzt mit der ganzen Fußsohle über Innenkante, Ferse, Außenkante und Fußballen je 5× in beide Richtungen. Der Körper bewegt sich locker mit.

Bevor Sie mit dem linken Fuß arbeiten, nehmen Sie aufmerksam Ihre beiden Körperhälften wahr. Stellen Sie einen Unterschied fest? Vermutlich haben Sie das Gefühl, daß Sie rechts mehr verwurzelt stehen, sich rechts anders fühlen als links, präsenter oder durchbluteter. Sie spüren vielleicht auch, daß die rechte Schulter entspannter nach unten hängt als die linke oder einen Unterschied ihrer beiden Gesichtshälften. Lassen Sie dann Ihren Oberkörper ganz entspannt nach unten hängen, mal mehr zum rechten, dann zum linken Fuß. Welche Hand ist jetzt näher am Fuß? Verweilen Sie einen Moment ruhig atmend in dieser Rumpfbeuge und richten sich dann Wirbel für Wirbel wieder auf. Zusätzlich könnten Sie noch in der Rückenlage nachspüren. Hier lassen sich Unterschiede zwischen den beiden Körperhälten noch besser feststellen. Wie spüren Sie Ihre Atmung?

Wiederholen Sie die Übungen anschließend mit Gewichtsverlagerung auf den linken Fuß. Überprüfen Sie danach den Kontakt zum Boden und die Qualität des Gehens. Entspannen Sie möglichst in der Rückenlage oder in der Kutschersitzhaltung.

7. Atem- und Entspannungsübungen

Atem- und Entspannungsübungen sind ein wesentlicher Teil zur Verringerung von Streß und seinen Folgen. Eine Störung des inneren Gleichgewichtes zeigt sich im Muskel- und Nervensystem. Streß zeigt sich als Muskel- und Gefäßverkrampfung. Alle Aktivitäten, Gedanken und Gefühle werden im Körper reflektiert, zeigen sich in der Haltung, in den Bewegungen, in Spannungen – in der Körpersprache. Der Körper als Ganzes ist das Spiegelbild der Psyche. „Tue Deinem Leib Gutes, damit Deine Seele Lust bekommt, darin zu wohnen." (Theresa von Avila).

Viele Erkrankungen sind heutzutage streßbedingt. Alles, was in Ihnen unangenehme Gefühle oder Gedanken hervorbringt, bedeutet für den Körper Streß. Man kann gegen den Streß nicht ankämpfen, man kann aber Dinge, die stressen, lassen. Vermeiden Sie Menschen und Situationen, die Sie unnötig Kraft und Nerven kosten, soweit dies in Ihrer Hand liegt. Gönnen Sie sich ab und zu in Ihrem Tagesablauf eine Pause, in der Sie bewußt entspannen. Sie tun sich und Ihrer Seele etwas Gutes und unterstützen damit Ihre Selbstheilungskräfte. Alle Krankheiten lassen sich mit Atem- und Entspannungsübungen positiv beeinflussen. Ruhiges Atmen ist eines der wichtigsten Aspekte der Entspannung und daher eines der wesentlichen Elemente zur Verringerung von Streß. Atemübungen mobilisieren Energien, stärken das Selbstvertrauen und machen ausgeglichener; Sie lösen Verspannungen und „verschaffen sich wieder Luft". Lernen Sie in kleinen Schritten. Seien Sie dabei geduldig – richtig entspannen will gelernt werden. Je regelmäßiger Sie üben, desto größer der Erfolg. Mit der Zeit spüren Sie die Kraft, die Sie daraus schöpfen. Leichte Benommenheit oder Herzklopfen können auftreten. Bei auffälligen Beschwerden konsultieren Sie Ihren Arzt. Denken Sie daran: „Alle Kraft, die Sie zum Leben brauchen, ist in Ihnen und kann durch Ruhe geweckt werden." Lassen Sie den ganzen Körper locker werden. Je lockerer die Muskulatur, desto ruhiger wird die Gedankenwelt. Je ruhiger und gelassener das Gehirn und Nervensystem, desto ausgewogener und leichter verläuft die Atmung. Vermeiden sie falschen Übereifer, erspüren Sie die notwendigen Pausen zwischen Üben und Verweilen. Wählen Sie aus den folgenden Übungen die aus, die Sie umsetzen können und die Ihnen gut tun.

- Räkeln und strecken Sie sich nach Herzenslust und beobachten Sie dabei passiv Ihren Atem – lassen Sie ihn geschehen.
- Gähnen Sie herzhaft, öffnen Sie dabei weit den Mund und schließen ihn langsam wieder.
- Setzen Sie sich aufrecht auf die vordere Stuhlkante, die Füße schulterbreit auf dem Boden. Legen Sie die Hände auf den Bauch. Atmen Sie nun durch die Nase ein, durch den Mund aus und beobachten lauschend Ihren Atem. Achten Sie auf die drei Phasen: einatmen–ausatmen–Pause.
- Atmen Sie jetzt riechend durch die Nase ein, als ob Sie den Duft einer Blume einatmen, der den ganzen Körper durchdringt.

Beseitigung einfacher Verspannungen – im Sitzen oder Liegen

Gehen Sie mit Ihrer Aufmerksamkeit zu Ihrer Körpermitte und spüren Sie, wie sich die Bauchdecke langsam im Rhythmus Ihres Atems hebt und senkt. Versuchen Sie, Ihre Bauchatmung immer besser zu erfühlen, bis nur noch sie existiert. Wenn Sie einen Körperbereich haben, der überanstrengt ist oder schmerzt, lassen Sie in Ihrer Vorstellung den Atem beim Ausatmen dorthin strömen; wenn dies nicht gelingt, denken Sie beim Ausatmen einfach an die schmerzende Stelle, der Atem wird dann nachfließen. Dadurch öffnen sich dort die Kapillaren, die feinsten Blutgefäße, und die Durchblutung wird gefördert. Stoffwechsel-Endprodukte, die das Blut übersäuern und Beschwerden verursachen, können verstärkt abtransportiert werden. Üben Sie 5 bis 10 Minuten lang.

Durch die Finger atmen

Diese Übung reinigt die Energiebahnen der Arme, verbessert die Schlafqualität und beruhigt Herz und Atmung. Gleichzeitig lindert sie Beschwerden im Hand-, Arm- und Schulterbereich.

Die Übung kann im Sitzen oder Liegen ausgeführt werden. Legen Sie Ihre Hände so auf den Bauch, daß sich die Fingerspitzen anschauen, aber nicht berühren. Kommen Sie erst zur Ruhe, lächeln innerlich und spüren der Bauchatmung nach:

- Gehen Sie nun mit Ihrer Aufmerksamkeit zu den Daumen und stellen Sie sich vor, Sie atmen durch die Daumen ein und aus – mehrmals wiederholen.
- Gehen Sie mit Ihrer Aufmerksamkeit zu den Zeigefingern und stellen Sie sich vor, Sie atmen durch die Zeigefinger ein, durch Zeigefinger und Daumen aus – mehrmals wiederholen.
- Gehen Sie mit Ihrer Aufmerksamkeit zu den Mittelfingern und stellen Sie sich vor, Sie atmen durch die Mittelfinger ein, durch Mittel-, Zeigefinger und Daumen aus – mehrmals wiederholen.
- Gehen Sie mit Ihrer Aufmerksamkeit zu den Ringfingern und stellen Sie sich vor, Sie atmen durch die Ringfinger ein, durch Ring-, Mittel-, Zeigefinger und Daumen aus – mehrmals wiederholen.
- Gehen Sie mit Ihrer Aufmerksamkeit zu den kleinen Fingern und stellen Sie sich vor, Sie atmen durch die kleinen Finger ein und durch alle Finger aus – mehrmals wiederholen.
- Gehen Sie mit Ihrer Aufmerksamkeit zu den Handinnenflächen und atmen Sie durch diese ein und aus – mehrmals wiederholen.

Wiederholen Sie diesen Zyklus 3× und spüren dann der inneren Ruhe nach.
Liegen Sie nachts schlaflos und voller Gedanken wach, wiederholen Sie die Übung so oft, bis Sie wieder eingeschlafen sind. Wenn Sie die Übung regelmäßig vor dem Schlafengehen absolvieren, spüren Sie mit der Zeit, daß Sie morgens besser ausgeschlafen sind. Sie läßt sich auch tagsüber jederzeit durchführen, um zu innerer Ruhe zu kommen.

Gedächtnisübung

Setzen Sie sich aufrecht hin. Legen Sie die Hände auf die Oberschenkel und beobachten Sie passiv Ihre Bauchatmung. Halten Sie die Augen möglichst geschlossen, das Gesicht trägt ein sanftes Lächeln.

- Blicken Sie nun mit den Augen auf die Nasenspitze, mit dem nächsten Ausatmen blickt die Nasenspitze zum Mund, mit dem nächsten Ausatmen blickt der Mund zum Herznest (der Bereich zwischen den Brustwarzen), beim nächsten Ausatmen blickt das Herznest zu den Ohren und die Ohren dann wieder zum Mund. Üben Sie so rund drei Minuten lang und spüren sie am Schluß der inneren Ruhe nach. Diese Übung wirkt auch stimulierend auf die Sinnesorgane und beruhigend, da die jagende Gedankenwelt ausgeschlossen wird.

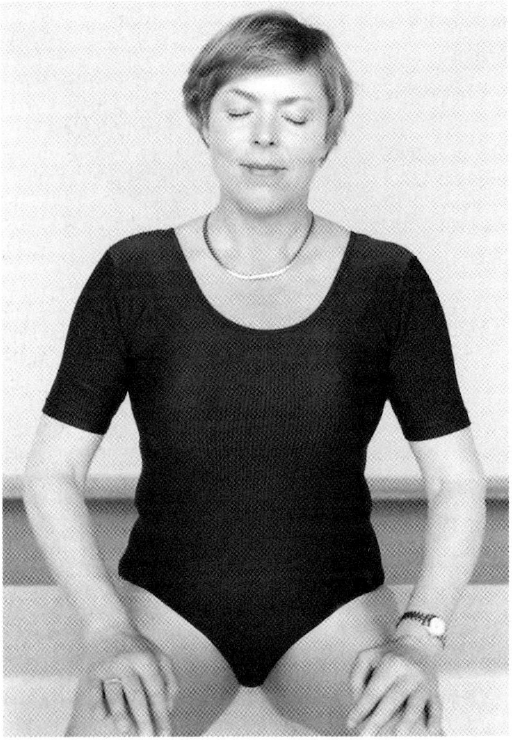

169

Das innere Lächeln

Setzen Sie sich aufrecht, legen Sie die Hände auf die Oberschenkel und stellen Sie sich vor, ein liebevoller Mensch lächelt Sie an. Nehmen Sie dieses Lächeln mit in Ihre Augen. Spüren Sie dabei, wie sich die Muskeln um die Augen herum entspannen. Diese Entspannung teilt sich der Schädeldecke, der Großhirnrinde mit. Denken Sie sich die Entspannung bis in die Haarspitzen hinein, entspannen Sie nun Ihre Stirn. Eine Entspannung der Großhirnrinde teilt sich über das Rückenmark dem ganzen Körper mit und stärkt das Immunsystem. Stellen Sie sich nun vor, Sie lächeln mit dem Herzen und spüren dabei, wie sich Ihr Gemüt erhellt und Sie heiter und gelassen werden. Lächeln Sie nun durch alle Organe, durch den ganzen Körper, in jede Körperzelle und spüren Sie, wie der ganze Körper locker und gelöst wird. **(169)**

Dies ist, wenn Sie so wollen, die beste und leichteste Entspannungsübung, können wir doch so oft lächeln, wie wir wollen. Lächeln ist die beste Medizin!

Schüttelübung

Diese Übung hilft, Spannungen im Körper zu lösen und krankmachende Energien abzuleiten. Stellen Sie sich aufrecht und schulterbreit hin, locker und entspannt. Lächeln Sie und schließen, wenn möglich, die Augen. Gehen Sie nun mit Ihrer Aufmerksamkeit in die Kniegelenke und versuchen aus diesen heraus langsame, zärtliche, rhythmische Schüttelbewegungen auszuführen. Der ganze Körper schüttelt mit, nur der Kopf sollte stabil gehalten werden. Schütteln Sie etwa fünf Minuten lang. Stellen Sie sich beim Ausatmen vor, daß Sie alle Spannungen, alle krankmachenden Energien durch die Körpermitte, durch die Beine, durch die

Fußsohlen ableiten. Gegen Ende werden Sie allmählich langsamer in der Bewegung, bleiben Sie am Schluß stehen und spüren nach, wie Sie jetzt gut auf der Erde stehen und sich oben leicht und beweglich fühlen. **(170)**
In der Regel dauert es eine Zeit, bis diese Bewegung selbstverständlich und rhythmisch abläuft, muß doch erst die entsprechende Muskulatur um die Kniegelenke gebildet werden. Wenn Ihnen fünf Minuten zu lange sind, unterbrechen Sie einfach vorher. Mit diesem Schütteln lockern Sie nicht nur alle Gelenke und Muskeln, sondern massieren auch sanft Ihre Knorpel- und Bandscheiben.

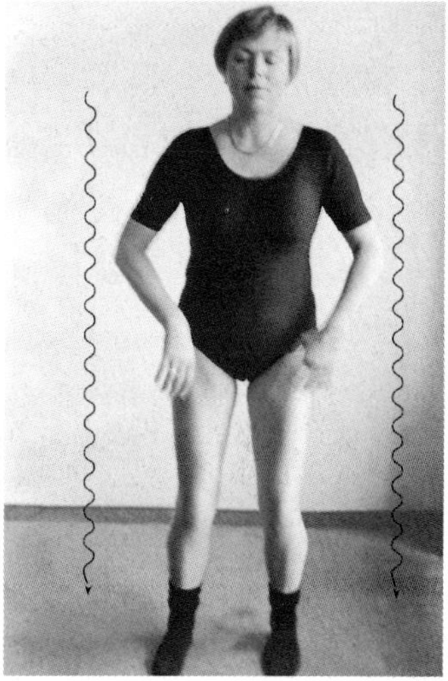

170

Progressive Relaxation – im Sitzen oder Liegen

Setzen Sie sich aufrecht auf die vordere Stuhlkante, mit dem Kopfscheitel nach oben, die Füße gut schulterbreit aufgesetzt, Ober- und Unterschenkel im rechten Winkel; die Hände ruhen auf den Oberschenkeln. Schließen Sie Ihre Augen, beobachten Sie passiv Ihren Atem und lassen Sie ihn ruhig und gleichmäßig fließen.

- Fühlen Sie sich nun in Ihre Hände und Arme hinein. Bilden Sie dann Fäuste und drücken diese mit den gespannten Armen auf die Oberschenkel. Sie lassen die Spannung von leicht bis schwer anwachsen, halten sie einige Sekunden und lassen sie dann plötzlich wieder los. Spüren Sie der Spannung eine Weile nach und nehmen Sie den Unterschied zwischen Spannung und Entspannung wahr. **(171)**
- Fühlen Sie sich in Ihren Schulterbereich hinein und ziehen Sie Ihre Schulterblätter mit Spannung schräg nach unten an die Wirbelsäule. Sie weiten den Brustkorb, ziehen auch die Schultern nach unten, halten einige Sekunden und lassen dann die Spannung plötzlich wieder los. Spüren Sie jetzt den entspannten Schultern nach.

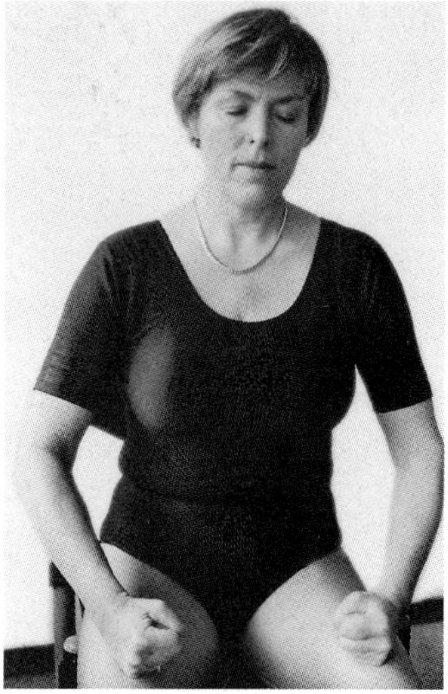

171

- Fühlen Sie sich in Ihre Beinmuskulatur hinein und spannen Sie dann Ober- und Unterschenkel an. Sie pressen die Fersen in den Boden und heben den Fußballen hoch. Lassen Sie die Spannung von leicht bis stark anwachsen und lassen sie dann plötzlich wieder los. Spüren Sie jetzt Ihrer entspannten Beinmuskulatur nach.
- Fühlen Sie sich in Ihre Gesichtsmuskulatur hinein. Spannen Sie sie an, als ob Sie in eine saure Zitrone beißen würden: Stirn runzeln, Augen kneifen, Nase rümpfen, Zähne beißen und Mund spitzen. Halten Sie einige Sekunden und entspannen Sie dann plötzlich. Spüren sie nun nach: Die Stirn glättet sich, die Augen liegen weich in ihren Höhlen, die Wangen werden flach, die Lippen weich und gelöst, der Unterkiefer schwer und locker. Genießen Sie diesen Zustand.

Wandern Sie am Schluß nochmals durch den ganzen Körper und beobachten Sie im Geist die vorher angesprochenen Körperpartien. Nehmen Sie wahr, wie leicht oder schwer sie sich anfühlen; stellen Sie Unterschiede fest zwischen jetzt und vorher. Im Anschluß räkeln und strecken Sie sich wieder, Sie gähnen herzhaft, öffnen die Augen und sind hellwach.

Sollten Sie beim Entspannen im Liegen benommen werden oder das Gefühl haben, ihr Kreislauf sinkt ab, so setzen Sie sich langsam hin und entspannen sich weiter im Sitzen. Es kann aber auch sein, daß Sie sich beim Entspannen lieber auf den Bauch oder auf die Körperseite legen. Finden Sie selbst die beste Lage für sich heraus.

Entspannung aufsaugen wie ein Schwamm

Geben Sie sich in der Rückenlage ganz gelöst dem Liegen hin, vielleicht mit einem Kissen unter den Kniekehlen und unter dem Kopf. Geben sie nach in den Schultern und Armen, im Becken, in den Beinen und Füßen. Beachten Sie, wo Sie noch verspannt sind, und lassen Sie diese Spannungen mit dem Ausatmen einfach wegfließen. **(172)**

Fühlen Sie sich jetzt in Ihre Zehen hinein und spüren Sie, wie sich dort allmählich ein warmes, entspanntes Gefühl entwickelt. Lassen Sie dieses Gefühl in die Knöchel fließen, hoch zur Wade, in die Kniegelenke, in die Oberschenkel und lassen Sie zu, daß sich Ihre Beine immer weiter und tiefer entspannen, bis Sie meinen, mit dem Boden zu verschmelzen und langsam in ihn hineinzusinken. Denken Sie sich in Ihre Hüftgelenke hinein und lassen Sie sie locker und weich werden. Spüren Sie, wie sich im Becken ein warmes, wohliges Gefühl entwickelt, besonders zum unteren Rücken hin.

Spüren Sie wieder Ihrem unbeschwerten Atem nach. Sie empfinden eine Schwerelosigkeit, auch die inneren Organe entspannen

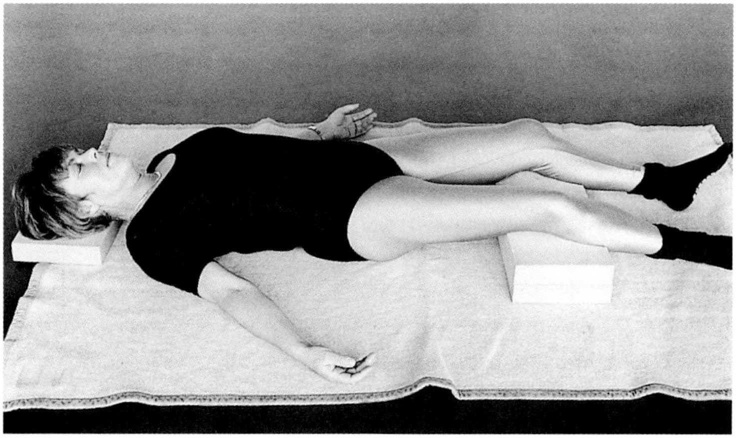

172

sich. Spüren Sie an der inneren Wirbelsäule hoch, spüren Sie den Muskeln rechts und links der Wirbelsäule nach. Der Brustkorb hebt und senkt sich mühelos, das Herz schlägt ruhig und gleichmäßig, die Lungen nehmen Energie auf und geben Verbrauchtes ab. Geben Sie in Ihren Schultern immer mehr nach. Spüren Sie Wärme bis in die Fingerspitzen, spüren Sie, wie das Blut wie ein warmer Strom durch die Blutgefäße fließt, von den Händen durch die Arme hoch bis in die Schultern hinein. Fühlen Sie in den Hals- und Nackenbereich hinein, lassen Sie Ihren Unterkiefer locker, die Lippen weich und die Wangen flach werden. Spüren Sie, wie sich die Schädeldecke und die Stirn entspannen. Ihre Augen sind jetzt erfüllt mit tiefgehenden Gefühlen von Frieden und Ruhe. Sie sind jetzt ganz entspannt, im Einklang mit sich und zufrieden. Alles erscheint Ihnen mühelos. Sie sind jetzt ganz ruhig und entspannt … ganz ruhig und entspannt … Genießen Sie einige Minuten diesen Zustand. Dann kommen Sie langsam wieder zurück, beginnen sich zu räkeln und zu strecken, gähnen herzhaft, öffnen die Augen und sind wieder hellwach. Nehmen Sie Ihre Knie nacheinander zur Brust, schaukeln Sie den Rücken locker und kommen Sie über die rechte Seitlage zum Sitzen hoch.

Körperwahrnehmung

Liegen Sie ganz ruhig und entspannt auf Ihrer Unterlage und stellen Sie sich vor, Sie liegen im warmen, weichen Sand. Sammeln Sie Ihre Gedanken und lassen diese in Ihren dominanten Arm und die Hand (Rechtshänder rechts, Linkshänder links) fließen. Seien Sie mit Ihrer ganzen Aufmerksamkeit in diesem Arm und in dieser Hand und erfühlen Sie, wo sie aufliegen und wie schwer. Wo befänden sich im Sand die tiefsten Druckstellen? Beobachten Sie nun den anderen Arm, vergleichen Sie die beiden miteinander. Stellen Sie Unterschiede fest? Bleiben sie mit Ihren Gedanken ganz beim anderen Arm und der Hand und spüren Sie, wo sie aufliegen und wie schwer. Wie fühlen sich nun beide Arme an, leichter oder schwerer?

Sammeln Sie wieder Ihre Gedanken und wandern Sie mit Ihnen zur Körpermitte und spüren, wie sich die Bauchdecke langsam hebt und senkt, langsam im Rhythmus Ihres Atems. Versuchen Sie, Ihren Atem immer genauer zu erfühlen, nur noch er existiert… Spüren Sie jetzt, wie Ihr Schultergürtel aufliegt, der Rücken, das Gesäß … Sammeln Sie wieder Ihre Gedanken und wandern mit ihnen in Ihr dominantes Bein und den entsprechenden Fuß und spüren Sie, wo sie aufliegen und wie schwer. Beobachten Sie jetzt Ihr anderes Bein und den Fuß, vergleichen Sie beide Beine miteinander. Stellen Sie Unterschiede fest? Bleiben Sie nun ganz beim zweiten Bein und dem Fuß. Spüren Sie nach, wo sie aufliegen und wie schwer. Wie fühlen sich jetzt Ihre Beine an: leichter, schwerer, vielleicht entspannter?

Wandern Sie nochmals durch den ganzen Körper und spüren Sie den imaginären Kuhlen im Sand nach: Wie tief drücken die Fersen? … Liegen die Waden tiefer als die Fersen? Haben die Oberschenkel Sandkontakt? … Wie breit und tief empfinden Sie die Wanne unter dem Gesäß? … Ab wann hinterläßt der Rücken Spuren im Sand? … Drücken die Schulterblätter groß und rund? … Wie zeichnen die Oberarme? … Wie tief liegen die Ellenbogen? … Berühren die Unterarme den Sand? … Liegen die Hände tiefer als die Ellenbogen? … Zeichnet der Hinterkopf rund oder oval? … Wie fühlen Sie sich jetzt: entspannter, gelöster, mehr in Ihrer Mitte? … Geben Sie sich eine Weile Ihren Körperempfindungen hin …

Kommen Sie langsam wieder zurück, räkeln und strecken Sie sich wieder. Sie atmen tief durch, gähnen herzhaft, nehmen die Knie wieder nacheinander zur Brust, schaukeln den Rücken locker und kommen über die rechte Seitlage wieder zum Sitzen hoch.

Anhang

Musikvorschläge

Musik und Bewegung beeinflußen die menschliche Psyche und führen zu einer positiven Grundstimmung. Freude, Spaß und Begeisterung an der Bewegung nehmen zu und das rhythmische Empfinden wird verbessert, was zu einer Steigerung der Leistungsfähigkeit führen kann. Begleitende Musik darf jedoch nie aggressiv sein, da dies zu Überanstrengung verleiten könnte. Die Musik sollte so ausgewählt werden, daß sie die Bewegungsabläufe unterstützt und intensiviert, und nicht nur als Geräuschkulisse dient. Ein klarer Grundrhythmus mit einem deutlich erkennbaren Taktschlag wird auch rhythmisch untalentierte Teilnehmer/-innen ansprechen. Für die Aufwärmphase eignet sich fröhliche, muntere Musik. Für das Herz-Kreislauf-Training sollte eine stark betonte, zügige Musik gewählt werden. Mehr oder weniger rhythmische Musik unterstützt die Kräftigungsübungen zur Körperbildung. Bei den Dehnungsübungen führt ruhige, getragene Musik zur schnelleren Entspannung der Muskulatur, dem „Largo" in der klassischen Musik entsprechend. Meditative, ruhig fließende Musik ohne erkennbares Leitmotiv läßt die Gedankenwelt schneller zu Ruhe kommen und fördert damit die Entspannungsvorgänge im körperlich-seelischen Bereich. Abgesehen von diesen Hinweisen ist es wichtig, daß die Kursleiterin oder der Kursleiter hinter der Musik steht und sie selbst mag. Nur dann kann die Musik mit der Stimme entsprechend begleitet und adäquat in Bewegung umgesetzt werden.
Die folgenden Musikvorschläge sind jeweils auf die verschiedenen Übungsgattungen abgestimmt.

Für Aufwärm- und körperbildende Übungen:

Alfred House Orchestra: Tango (CD/Laser Light)
Darek-Ensemble: Salon- und Café-Musik von gestern und vorgestern (CD)
Scott Joplin Piáno Rags/Joshua Rifkin: Piano (CD)
Glenn Miller: The Collection, (CD/BMG-Music)
The best of Bouzouki (Instrumental) (CD/Koch Records)
Michel Villard: Charlie Chaplin – Les musiques de ses Films (CD)
The Mammas and Papas (CD/MCA-Records)

Hot Chocolate: Their greatest Hits (CD/Emi Records)
Gheorghe Zamfir: Zauber der Panflöte (CD/Philips)
Italian Mandoline: Funiculi Funicula (CD/Laser Light)
Music from Portugal (CD/Laser Light)
Vienna Master Series: The Sampler (CD/Digital-Classic)
The wonderful world of Edith Piaf (MC)
Berdien Stenberg: Pirouette (LP)
Harry Belafonte: The Entertainers (LP)
Mikis Theodorakis: Zorba, the Greek (LP)
Richard Clayderman: Träumereien (MC/CR)

Bekannte Stücke der Klassischen Musik:
Johann Strauß: Annen-, Pizzikato-, Tritsch-Tratsch-Polka, Persischer Marsch und Radetzky-Marsch, Unter Blitz und Donner, Vergnügungszug
Wolfgang Amadeus Mozart: Eine kleine Nachtmusik (KV 525), Türkischer Marsch, Horn-Konzert Nr. 4, KV 495
Georges Bizet: Les Toreadors (Carmen)
Maurice Ravel: Bolero
Franz Schubert: Moment musical, op. 94, Nr. 3, D 780.

Für das Herz- und Kreislauftraining:
The Royal Philharmonic Orchestra: Hooked on Classics (MC)
Louis Clark: Can't stop the Classics (CD/RCA)
The very best of hooked on Classics (CD/Pickwick)
Brent Lewison: Pulse, were the Rhyth'm begins (CD)
Fit mit Musik (CD/Titan)
Günther Noris und Antony Ventura: Lust auf Tanzen (CD/VOX)
Hugo Strasser: Masters ARD-Gala '92 (CD/Emi Electrola)
Hubert von Goisern und die Alpinkatzen: Aufgeigen statt niederschiassen (CD/BMG-Ariola)
Rondo Veneziano: Venezia 2000 (MC/Babyrecords)

Für Dehnungsübungen:
Anugama: Classic Fantasy (MC/Nightingale Records)
Classical Music für Salt and Suggestopaedia (MC/PLS)
Vangelis 1492: West across the ocean Sea, Twenty eighth parallel (CD)
Ludwig van Beethoven: Mondschein-Sonate
Robert Schumann: Träumerei
Edvard Grieg: Peer-Gynt-Suite Nr. 1 op. 46, Morgenstimmung
Johann Sebastian Bach: Orchestersuite D-Dur, BWV 1068, Air
Wolfgang Amadeus Mozart: Piano-Konzert Nr. 21 „Elvira Madigan“

Antonin Dvořák: Sinfonie Nr. 9 „Aus der neuen Welt", Largo
Isaac Albeniz: Tango
Camille Saint-Saëns: Der Schwan
Antonio Vivaldi: Die vier Jahreszeiten op. 8, Nr. 4, Largo
Antonio Vivaldi: Nachtkonzert, op. 10, Nr. 2, Largo
Antonio Vivaldi: Il Sonno, op. 10, Nr. 3, Largo
Antonio Vivaldi: Il Cantabile (Largo) aus Konzert P 140
Antonio Vivaldi: Largo aus Konzert P 76
Antonio Vivaldi: Largo aus Konzert P 77
Antonio Vivaldi: Largo aus Konzert RV 93
Antonio Vivaldi: Largo aus Konzert RV 540
Antonio Vivaldi: Largo aus Konzert RV 425

Meditative Entspannungsmusik:

Silence von Sandalan (MC)
Carls-Zöbelin: Nature Symphony (MC)
Jon Mark: The standing stones of Callanish (MC)
Sky-Dreams-Mandala, Music for Relaxation I (MC/IMP)
Taichi-Music „Waage" und „Widder" (CD)
Harold Budd: The white arcades (CD/All saints-records, Opal Music)
Uranus: Tibetan Singing Bowls (CD/Aquamarin-Verlag)
Sangit: Bamboo Moon (CD/OM)
Incarnation (CD/Light-Prakash)

Weiterführende Literatur

Forchheimer, Gabriele/Seitz, Rudolf: Senioren sind kreativ! Anregungen und Modelle, München 1993

Gotved, Helle: Harninkontinenz ist überwindbar. Übungen für den Beckenboden, Stuttgart 1991[3]

Grotkasten, Silke/Kienzerle, Hubert: Wirbelsäulen-Gymnastik. Das praktische Übungsprogramm zur Gesunderhaltung der Wirbelsäule und zur Therapie degenerativer Bandscheibenveränderungen und Wirbelsäulenveränderungen, München 1991

Hanna, Evi und Hans: Bewegungsspaß für Senioren, München 1998

Horatschek, Brigitta: Ismakogie von A–Z. 365 leichte Übungen zur gesünderen Körperhaltung, Bewegung und Entspannung, St. Pölten 1996[3]

Jacobson, Edmund: Entspannung als Therapie. Progressive Relaxation in Theorie und Praxis, München 1996

Knebel, Karl-Peter: Funktionsgymnastik. Dehnen, Kräftigen, Entspannen, Training, Technik, Taktik, Reinbek 1985

Kuhn, Waltraud: Bürogymnastik, München 1992

Langenscheidt, Renate/Watkin, Patricia: Aktiv gegen Osteoporose, München 1994

Larsen, Christian: Die Zwölf Grade der Freiheit, Petersberg 1995
Leibold, Gerhard: Fußsohlen-Massage, Niedernhausen 1995
Meister Wangs Fingerspiele, in Zusammenarbeit mit dem ZDF-Auslands-Journal. Realisation, Übersetzung und Textbearbeitung von Katharina Hesse, Köln 1997[7]
Mittermair, Franz: Körpererfahrung und Körperkontakt. Spiele, Übungen und Experimente für Gruppen, Einzelne und Paare, München 1996[3]
Müller, Else: Du spürst unter deinen Füßen das Gras. Autogenes Training in Phantasiereisen und Märchenreisen. Vorlesegeschichten, Frankfurt 1983
Oppenheimer, Mosche P.: Die sanfte Gymnastik. Ein Konzept zur ganzheitlichen Ausbildung der Persönlichkeit. Einzelübungen, Zürich 1988
Pinckney, Callan/Cantieni, Benita: New Callanetics. Die neue Methode. Ein Journal für die Frau, Berlin 1996
Reichardt, Helmut: Schongymnastik bei Rückenbeschwerden. Das Übungsprogramm zur Selbsthilfe, München 1996[4]
Reichardt, Helmut: Schongymnastik. Das Übungsprogramm für Beweglichkeit, Leistungsfähigkeit und Wohlbefinden, München 1996[8]
Saint Jean, Ute/Spachtholz, Barbara: Slimnastik. Das Schönheitsprogramm gegen Cellulite, Landsberg 1993
Schmidt, Gisela: Gedächtnistraining für Senioren. Methoden und Spiele, München 1997[3]
Schmidt, Mia: Und fühle mich so jung dabei. 15 Jahre Gymnastik mit Senioren, München 1992
Schoefer, Liane U.: Qigong. Hilfen für den Alltag. Yin und Yang und das Meridiansystem, Atmung und Grundhaltungen, Qigong-Übungen und Tai-Ji-Übungen, Akupressur und Selbstmassage, Niedernhausen 1994
Schoefer-Happ, Liane U.: Besser hören und Sehen mit Qigong, München 1996
Scholl, Lisette: Das Augenübungsbuch. Besser sehen ohne Brille. Eine ganzheitliche Therapie, Reinbek 1992
Sternad, Dagmar: Richtig Stretching. Für Freizeitsportler und Leistungssportler, München 1996[7]
Tenk, Hermine: Punktmassage für Erste Hilfe und Energieausgleich, Wien 1993
Triebel, Anna: Feldenkrais. Bewegung, ein Weg zum Selbst. Einführung in die Methode, München 1989
tum Suden-Weickmann, Anneliese: Physiotherapie in der Geriatrie. Grundlagen und Praxis, München 1993
Wirhed, Rolf: Sport-Anatomie und Bewegungslehre, Stuttgart 1994
Worsley, J. R.: Was ist Akupunktur?, München 1986